偏瘫患者饮食宜忌

（赠光盘）

袁 媛 李世征 主编

U0271039

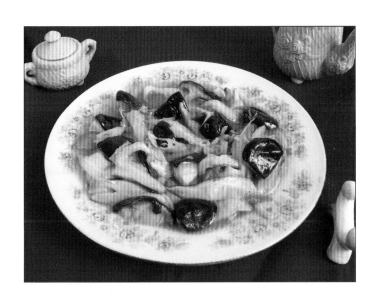

辽宁科学技术出版社

·沈阳·

图书在版编目（CIP）数据

偏瘫患者饮食宜忌/ 袁媛，李世征主编. —沈阳：辽宁
科学技术出版社，2017.8
ISBN 978-7-5381-9543-9

Ⅰ.①偏…　Ⅱ.①袁…　②李…　Ⅲ.①偏瘫–食物疗法
Ⅳ.①R247.1

中国版本图书馆 CIP 数据核字（2016）第 001745 号

出版发行：辽宁科学技术出版社
　　　　　（地址：沈阳市和平区十一纬路 25 号　邮编：110003）
印　刷　者：沈阳市精华印刷有限公司
经　销　者：各地新华书店
幅面尺寸：170mm × 240mm
印　　张：6.5
字　　数：120 千字
出版时间：2017 年 8 月第 1 版
印刷时间：2017 年 8 月第 1 次印刷
责任编辑：寿亚荷
封面设计：翰鼎文化/达达
版式设计：袁　舒
责任校对：李　霞

书　　号：ISBN 978-7-5381-9543-9
定　　价：35.00元（赠光盘）

联系电话：024-23284370
邮购热线：024-23284502
E-mail：syh24115@126.com

编 委 会

前 言 PREFACE

　　偏瘫是由脑血管病、脑外伤、脑肿瘤、脑炎等脑内病变所引起的，以一侧上、下肢体随意运动不全或完全丧失为主要临床表现的综合征。导致偏瘫的原因有很多：脑出血、脑血栓形成、脑栓塞、血管性痴呆、高血压性脑病、颅内动脉瘤等。这类疾病起病急，来势凶猛，病死率高，致残率高，复发率高，病后大多致残，约有 3/4 的存活者不同程度地丧失劳动能力，给个人和家庭、社会造成巨大的损失。偏瘫后的康复是非常重要的，如何及时、准确地做好康复是每位患者及家属迫切想要了解的。偏瘫康复的内容很多，涉及饮食、肢体功能锻炼、护理等多方面。因此，我们编写了《偏瘫患者饮食宜忌》。

　　本书分几部分介绍了偏瘫的康复方法，包括偏瘫的一般知识、偏瘫的康复训练、偏瘫患者的护理、偏瘫患者的中医治疗、偏瘫患者的饮食、偏瘫患者的常用食谱等。重点介绍了偏瘫患者的饮食宜忌，对偏瘫患者宜吃的常见食物、食谱等进行了详细的介绍。

　　希望所有的人都能平衡饮食，调整心态，积极锻炼，健康长寿。

编著者

目　录 CONTENTS

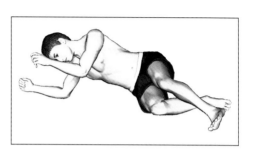

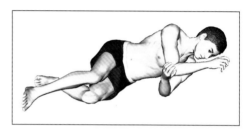

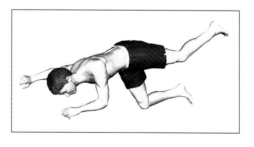

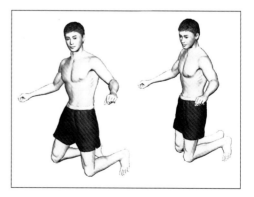

五、偏瘫患者的饮食

六、偏瘫患者的常用食谱

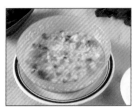
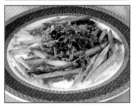
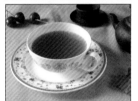
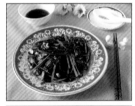
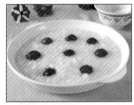
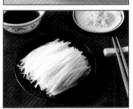
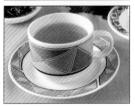

偏瘫的一般知识

1. 什么是偏瘫
2. 偏瘫发生原因
3. 偏瘫有哪些表现
4. 偏瘫易并发哪些疾病
5. 偏瘫的预防方法

1. 什么是偏瘫

偏瘫，又叫半身不遂，是指一侧上下肢、面肌和舌肌下部的运动障碍，它是急性脑血管病的一个常见症状。轻度偏瘫患者虽然尚能活动，但走起路来，往往上肢屈曲，下肢伸直，瘫痪的下肢走一步画半个圈，严重者常卧床不起，丧失生活能力。

2. 偏瘫发生原因

(1) 颅内血管发育异常

颅内血管发育异常所致的动脉瘤、动静脉畸形，是蛛网膜下腔出血和脑出血的常见病因，且常多次破裂出血。

(2) 心脏病

心脏病是脑栓塞的主要原因之一。风湿性、高血压性、冠状动脉硬化性心脏病及亚急性细菌性心内膜炎等，均有可能产生附壁血栓，当出现心力衰竭或房颤时，促使血栓脱落，流至脑动脉而发生栓塞。由于栓子可以反复脱落，所以容易复发。

(3) 炎症

某些炎症可侵犯脑膜、脑血管，或单独侵犯脑血管引起脑动脉炎，如化脓性、结核性、霉菌性炎症和风湿病等，均可引起脑血管病。

(4) 血液病

如血小板减少性紫癜、红细胞增多症、白血病，常引起出血性脑血管病。少数发生缺血性脑血管病。

(5) 代谢病

如糖尿病、高脂血症等，均与脑血管关系密切。据报道，脑血管病患者中有 30%~40%患有糖尿病，并且糖尿病患者的动脉硬化发生率较正常人高 5 倍，发生动脉硬化的时间比正常人要早，动脉硬化的程度亦较重。

（6）原发性高血压和动脉粥样硬化

是脑血管病最主要和常见的病因。有资料表明，脑出血患者 93%有原发性高血压病史，脑血栓形成患者也有 86%有原发性高血压病史，70%的脑血管病患者有动脉粥样硬化病史。

（7）其他因素

各种外伤、中毒、脑瘤、脑肿瘤放射治疗以后等，均可造成缺血性或出血性脑血管病。

3. 偏瘫有哪些表现

（1）精神改变，短暂的意识丧失，个性的突然改变和短暂的判断或智力障碍。

（2）出现嗜睡状态，即整天的昏昏欲睡。

（3）突然出现一时性视物不清或自觉眼前一片黑蒙，甚至一时性突然失明。

（4）恶心呕吐或呃逆，或血压波动并伴有头晕、眼花、耳鸣。

（5）一侧或某一肢体不由自主地抽动。

（6）鼻出血，特别是频繁性鼻出血。

（7）头晕，特别是突然发生的眩晕。

（8）头痛，与平日不同的头痛，即头痛突然加重，或由间断性头痛变为持续性剧烈头痛。

（9）肢体麻木，突然感到一侧脸部或手脚麻木，有的为舌麻、唇麻或一侧上下肢发麻；突然一侧肢体无力或活动不灵活，时发时停。

（10）突然出现原因不明的跌跤或晕倒。

（11）暂时的吐字不清或讲话不灵。

4. 偏瘫易并发哪些疾病

脑血管病进入恢复期后，如不及时进行康复锻炼，偏瘫侧肢体就会发生挛缩、僵硬、畸形，甚至引起剧烈疼痛，给患者带来极大的痛苦。偏瘫易并发以下疾病：

（1）肩关节半脱位

上肢完全瘫痪后，使肩关节周围肌肉松弛，在重力的影响下，肩关节往往会受牵拉而发生半脱位。患者经常感到疼痛或不适，尤其是在给患肢被动运动时，疼痛就更厉害。

肩关节为什么容易半脱位呢？这是由于肩关节本身的特点所决定的。我们知道全身各个关节的活动范围差别很大，而活动范围最大的就数肩关节了，它几乎可做所有方向的运动，使我们能够灵活地从事日常各种活动。

肩关节的这种功能，主要与它的构造有关。由于肩关节窝较浅，关节头圆而大，活动起来当然方便。但当肢体瘫痪后，肩关节周围的肌肉韧带松弛，固定关节的功能减弱，加之重力作用，肩关节就会离开关节窝，滑到下面去了，临床上就出现肩关节外形改变，并产生疼痛。

（2）肩手综合征

此症常发生于脑血管病后1~3个月，是脑血管病后肩痛、手痛的常见原因，如不及时治疗，后果严重，常引起残疾。

这种病主要表现为患侧肩痛、手痛，上肢外展、旋外、上抬受限，强制被动运动则剧痛难忍，手背、手指肿胀，手背皮肤皱纹消失，有光亮感，压之微凹，皮肤渐红，皮温增高以及指腕关节屈曲疼痛等症状。

（3）肩关节周围炎

常于偏瘫后数月发生，临床初期表现上臂外展和上抬时疼痛，以后逐渐加重，患者出现持续性上臂和手剧烈疼痛，往往使患者难以入睡，而无望地哭泣，并恳求医生或别人不要动他的肩臂。

此外，足趾严重屈曲、内收，肘、膝关节屈肌萎缩，跟腱缩短，当触地受压或活动时，也常引起患肢疼痛。

5. 偏瘫的预防方法

（1）定期体格检查是预防中风、偏瘫的重要措施

有很多发生中风的患者，家属往往觉得很惊讶，因为患者平时从来不看病不吃药，一直以为身体很健康，没想到却一下子中风了。其实，身体健康只是患者和家属的一种错觉。中风的患者往往是在发病前存在中风的危险因素而不自知。这些人如果能早期发现疾病，采取有效的治疗措施，中风是可以预防的。所以，对年龄40岁以上的人群，特别是有高血压、糖尿病或中风家族史的人，定期进行体格检查，及早发现及早治疗中风的危险因素，可以预防中风的发生。

（2）加强身体锻炼对预防偏瘫的益处

①体育锻炼可以增强体质，提高抗病能力，延缓衰老。

②体育锻炼能够增强心脏功能，改善血管弹性，促进全身的血液循环，提高脑的血流量。

③体育锻炼能够降低血压，扩张血管，使血流加速，并能降低血液黏稠度和血小板聚集性，从而可以减少血栓形成。

④体育锻炼可以促进脂质代谢，提高血液中高密度脂蛋白的含量，从而可以预防动脉硬化。长期锻炼能降低体重，防止肥胖。

偏瘫患者的康复训练

1. 肢体良好姿势的摆放

此训练的目的是防止患者因身体局部长时间受压而导致褥疮及其他并发症。

（1）健侧卧位
患侧在上，身前用枕头支撑，背后也用枕头依靠，患侧上肢自然伸展、下肢屈曲。

（2）患侧卧位
患侧在下，患者背后用枕头支撑，患侧上肢伸展、下肢微屈，健侧上肢自然位，下肢呈迈步状。

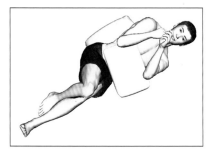 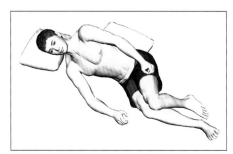

健侧卧位　　　　　　　　　　　患侧卧位

（3）仰卧位
患侧臀部和肩胛部用枕头支撑，患侧上肢伸展、下肢屈膝，头稍转向患侧。

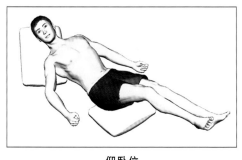 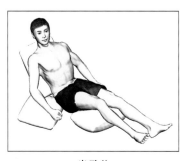

仰卧位　　　　　　　　　　　半卧位

（4）半卧位

患者患侧后背、肩部、手臂、下肢用枕头支撑，患侧上肢伸展、下肢微屈。

2. 翻身训练

（1）向患侧翻身训练

患者仰卧，双手交叉，患手拇指在健侧拇指前方。双上肢伸展并向头顶上方上举，下肢屈膝。双上肢伸展，在头上方摆动。利用健侧上肢带动患侧上肢借助摆动的惯性，带动身体翻向患侧。

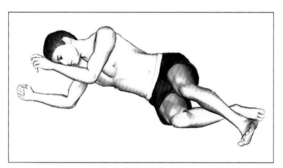

向患侧翻身训练

（2）向健侧翻身训练

患者仰卧，双上肢屈曲抱胸。或健侧上肢握住患侧上肢，握手伸臂。健腿屈曲，健侧脚插入患侧腿的下方勾住患腿。在身体旋转同时，利用健侧伸腿的力量带动患侧身体翻向健侧。

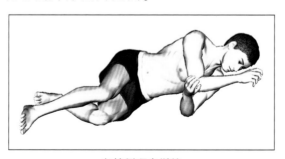

向健侧翻身训练

3. 爬位及爬行训练

采用双手双膝着地的四点跪立姿势。举起患手成三点跪立，举起健手成三点跪立。如果患手支不住身体，应予以帮助。举起健手和患腿成二点跪立，举起患手和键腿成二点跪立。

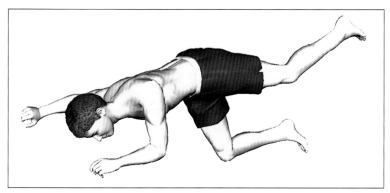

爬位及爬行训练

4. 跪位及跪行训练

先由他人帮助或自己单膝跪，再练习双膝跪，帮助患者做前后左右的平衡训练，直至能自行跪稳为止。双膝跪立平衡训练成功后，由患者试着双膝走路。可以由慢到快，由直线到曲线或横向行进。训练中不能强拉患者的患手，避免发生患肩关节脱位。

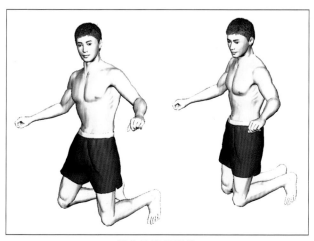

跪位及跪行训练

5. 坐位训练

(1) 辅助下坐起

患者移动身体，健侧靠近床边，健侧脚放到患侧腿下，将患侧放到辅助者肩上，辅助者扶住患者双肩。辅助者扶起患侧肩，同时患者用健侧肘撑起上身。患者将双下肢放到床下，伸展肘关节。患者坐起，并保持坐位。

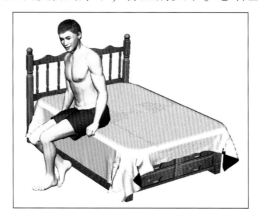

辅助下坐起

(2) 独立坐起

患者仰卧位，移动身体，健侧靠近床边，用健侧脚勾住患侧腿的下方，用健侧下肢将患侧下肢抬起并移动到床边放下。头、颈和躯干向上方侧屈，用健侧上肢支撑身体，将肘伸直与健侧腿一起带动身体坐起。

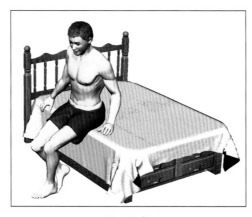

独立坐起

（3）床上坐位

患者端坐时后背应加垫棉被、枕头等物品，使上身维持舒适位置，并有稳定的依靠。下肢自然伸直。上肢两手相握，十指交叉，健指在病指下方，自然伸肘将前臂和手放在胸前床桌上。

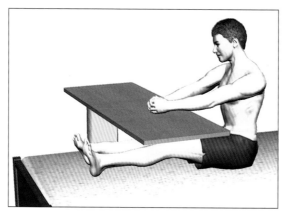

床上坐位

（4）椅座位

安静时患者端坐扶手椅内，健肘搁在扶手上，患肘伸手抱软垫，双脚平放着地。若活动时可坐一般椅子，双手相握、十指交叉，健指在患指下，伸肘，躯干前倾。疲劳后可坐直、屈肘。

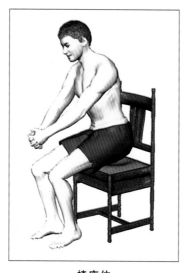

椅座位

6. 站起及站立训练

（1）站起

①辅助站起：患者双足平放于地面上，患脚在前。辅助者用膝顶住患者膝部，双手抓住患者腰部。患者躯干前倾、重心转移，在辅助者的帮助下伸髋、伸膝慢慢站起。

②独立站起：双足着地，两手交叉，双上肢向前充分伸展，身体前倾。当双肩向前超过双膝位置时，立即抬臀，伸展膝关节站起。

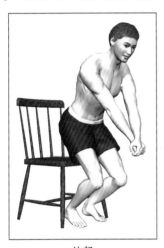 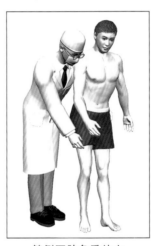 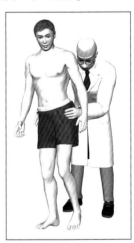

站起　　　　　健侧下肢负重站立　　　　患侧下肢负重站立

（2）健侧下肢负重站立

患者用健腿站立，屈曲患侧髋、膝、踝关节。辅助者一手扶住患者健侧髋部，另一手扶住患侧腿，帮助患者保持健侧单脚站立平衡。

（3）患侧下肢负重站立

训练人员双手扶住患者的髋部，帮助伸髋，令患者用患脚支撑身体。患者用健腿画 8 字，向前、后迈步，训练患侧下肢的肌力和站立平衡能力。患侧下肢负重站立，将健脚放在前面或侧面的台阶上，训练患侧下肢的肌力和站立平衡能力。

（4）站立平衡

由他人一手扶住患者的腋部，另一手托住患手。先向一个方向推拉，使患者侧倾至将倒而没倒为止，再向相反的方向进行推拉，以训练患者的立位平衡。切记不能强拉患手。患者也可自己借助椅子或独自进行身体左右倾倒训练。

（5）利用手杖站立平衡

指示患者双脚分开站立，双脚同时负重，健手扶手杖。站立时双足距离与肩同宽，手杖支点在脚外前方 10 厘米处，手杖扶手与髋关节同高，指示患者左右移动重心。使用手杖保持平衡，同时使躯干前屈，将手杖向前上方举起，维持片刻，保持平衡再逐渐延长时间。

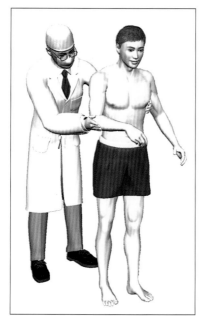

站立平衡

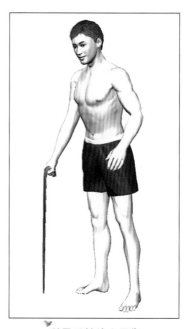

利用手杖站立平衡

7. 身体转移训练

(1) 床—椅子间的转移

①辅助患者：椅子侧放在偏瘫患者健侧，治疗者面对患者，双脚站稳抵住患侧的脚，用膝顶住患侧的膝，以免滑脱或因膝无力而跪倒。双手搂住患者腰部，帮助他站起，并向健侧移动，使其重心移在健腿上，并以此为轴转向健侧，使臀部对准椅面，慢慢坐到椅子上。如果患者健手可以活动，可让其扶住椅面以增加稳度和安全感。

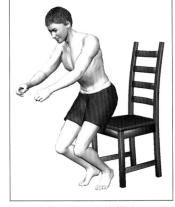

床—椅子间的转移

②患者独立：患者坐在床边，双脚着地，将椅子放在健侧，用健手扶住椅子扶手，身体略向前倾。用健侧上肢支撑身体站起，重心落在健脚上，以健腿为轴，向健侧转动身体，将臀部对准椅面，缓慢坐下。

(2) 从床移动到轮椅上

将轮椅放在患者健侧斜前方，刹闸，脚踏板竖起，患者从床上起立后，用健手扶远端轮椅扶手，以健侧下肢为轴，身体旋转，坐到轮椅上。

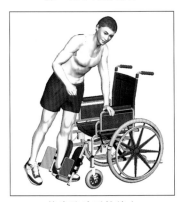

从床移动到轮椅上

(3) 从轮椅移动到床上

将轮椅中患者健侧靠近床边，在与床边成30°~45°角的斜前方，刹闸，竖起脚踏板。双侧前脚掌着地，双侧膝关节屈曲不得>90°，患者身体重心前移，健手扶轮椅扶手站立。然后，健腿向前方迈出一步，以健侧腿为轴，身体旋转，用健手支撑床面，重心前移，弯腰慢慢坐下。

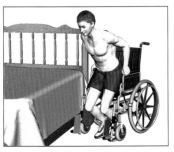

从轮椅移动到床上

（4）轮椅至厕所的转移

轮椅与坐厕成 30°~40° 角，刹住车闸，向两侧旋开足托板，用健足站起，弯腰，用健手抓住坐厕对侧扶手，如无扶手则扶在远端的坐厕圈盖上，以健腿为轴转动身体，使臀对正坐厕坐下。

（5）乘坐轮椅开关门

将轮椅停在门把手的斜前方。健手开门，然后驱动轮椅开门。轮椅进门后，反手将门关上。

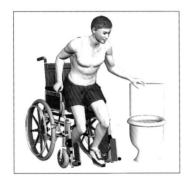
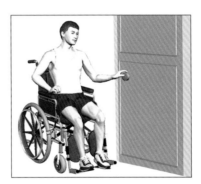

轮椅至厕所的转移　　　　　　　　　乘坐轮椅开关门

（6）从轮椅到普通座椅

驱动轮椅，正对椅子，在距椅子 50~60 厘米处停住，闸住轮椅，移开足托。用健足与健手支起身体。以健足为支轴转动身体，用健手放在椅面上扶好慢慢坐下。

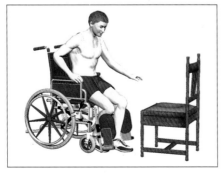
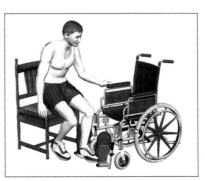

从轮椅到普通座椅　　　　　　　　　从普通座椅到轮椅

（7）从普通座椅到轮椅

患者先将轮椅拉近椅子，并与椅子成 30°~45°夹角，闸住轮椅，移开足托。患者用健手扶住轮椅扶手，用健足支起身体。患者将健手移到另一侧扶手上，以健足为支轴转动身体，坐到轮椅上。

8. 行走训练

（1）患侧下肢原地迈步行走

患者用健足负重站立。训练人员一手扶稳患者患侧的髋部，防止患侧臀部向后、向上抬起，另一手帮助患足先向后退一小步，再向前迈一小步。尽量足跟着地，完成迈步训练。

（2）侧方辅助行走

训练人员站在患者的患侧，一手扶住患者患手，腕关节尽量背屈，使其掌心向前，另一手放在患者的胸前，并托住其患肢缓慢行走，并注意纠正异常姿势。

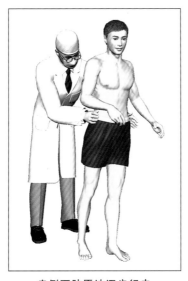

患侧下肢原地迈步行走

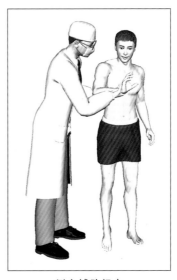

侧方辅助行走

（3）后方辅助行走

训练人员站在患者的身后，扶稳患者髋部，帮助患者平稳行走。在患者向前迈步时，辅助患髋向前，但要防止髋关节过度前倾、前屈。

（4）帮助下行走

采用面对面扶助的方式，训练人员用一手握住患者的患手，使患手掌心向前，另一手放在患者腋下和胸前处，手背靠在患者胸前，训练者与患者一起慢慢地向前行走。

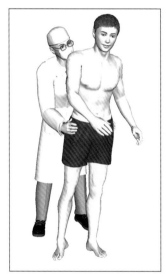 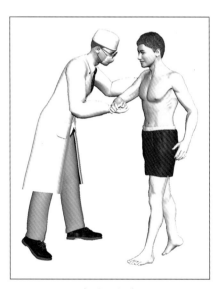

后方辅助行走　　　　　　　　　　帮助下行走

（5）控制骨盆提高行走能力

训练者双手控制患者骨盆，帮助伸髋，并防止患者在站立时膝关节过伸。训练者向前下方压迫患侧骨盆，帮助患者开始正确用患肢抬腿迈步。训练者推患者患侧骨盆向前，引导患者将重心向前转移到患腿上，纠正髋部向后运动。配合旋转骨盆，促进患者手臂摆动动作。对于能充分控制伸髋和伸膝的患者，训练者可在患者身后握住其双手，使双臂伸展外旋，帮助患者行走，并尽量使手和手指保持背屈。

（6）通过旋肩帮助摆臂

训练者将双手轻放在患者双肩上，拇指在肩后，其他手指在肩前方。患者行走时，训练者使患者身体及时与腿配合，有节奏地前后交替旋转患者肩部并摆臂，像正常行走一样。

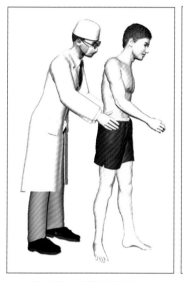 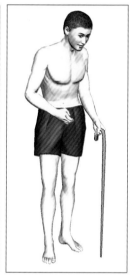

控制骨盆提高行走能力　　　　通过旋肩帮助摆臂　　　　扶杖行走

（7）扶杖行走

①三点步行：行走时按手拐→患侧下肢→健侧下肢的顺序行走，或按手拐→健侧下肢→患侧下肢的顺序行走。

②二点步行：行走时手杖和患侧下肢同时向前迈步。

（8）利用手杖上下楼梯

上楼时，手杖和健足同时抬起放在上一级台阶，然后伸直健腿，重心上移，再把患腿提到同一台阶。下楼时，手杖和患足同时下到下一台阶，然后重心前移，健足迈到同一台阶。

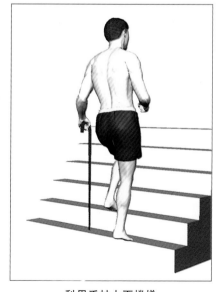

利用手杖上下楼梯

9. 提高生活能力的训练

(1) 进食

患者坐在桌前，将患手放在桌面上，用健手使用饭勺或筷子进食。为防止餐具在桌面上滑动，可在餐具下垫以湿毛巾或橡皮垫防滑。

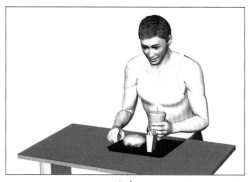

进食

(2) 更衣

①穿脱前开襟衣服：穿法是将患者手插入衣袖内，用健手将衣领拉至患侧肩，健手由颈后抓住衣领并向健侧肩拉，再将健手插入衣袖内，系好纽扣并整理。脱法是健手抓住衣领先脱患侧衣袖的一半，使患侧肩部脱出，健手脱掉整个衣袖，随后健手再将患侧衣袖脱出，完成脱衣动作。

②套头上衣的穿脱：穿套头服装时，先将患手穿袖子到肘部以上，再穿健手侧袖子，最后套头。脱套头服装时，先将衣服拉向胸部以上，再用健手将衣服拉住，在背部从头脱出健手，最后脱患手。

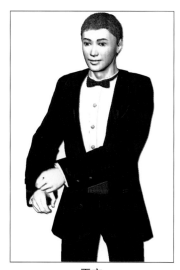

更衣

(3) 穿脱裤子

患者坐起将患腿屈膝屈髋，放在健腿上，患腿穿上裤腿上后尽量上

19

提，然后健腿穿上裤腿，躺下，做桥式动作把裤子拉到腰部，臀部放下，整理腰带。脱时顺序与穿的顺序相反，只需躺着就可用健脚将患侧裤腿脱下。

（4）穿袜、穿鞋

患足穿袜子训练顺序：先找好袜子上下面，用健手指将袜口拉开，手掌对足掌将足伸入袜口，再抽出手指整理袜底、袜面，将袜腰拉到踝关节处，最后从足跟处向上拉平整理。

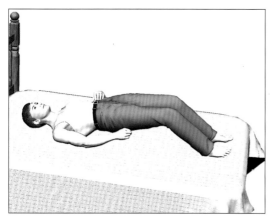

穿脱裤子

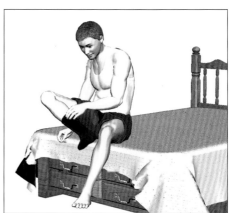

穿袜、穿鞋

10. 肢体康复训练

（1）顶天立地

自然站立（两脚与肩同宽）、平坐或者仰卧均可，呼吸自然，全身放松，两臂自然下垂或者双手扶着固定物，双目微闭，稍用意想着脐腹部。然后慢慢调整身体的重心至左右脚平衡，到感觉身体左右平衡后逐步使身体越站越直，头向上顶，双脚踏地平实，整个身体越站越有劲，同时脚掌踏地渐紧、牙渐咬紧、会阴部稍向内提紧，并用身心静静地体会头顶青天、脚踏大地的感觉（平坐练习时，努力使身体越坐越直，

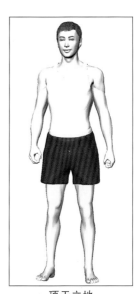

顶天立地

头向上顶；仰卧练习时，努力使身体越躺越直，头和脚向两端越拉越直，使头部、颈部、脊柱和双腿都尽量绷直成一条直线，并注意使左右双脚的用力尽量保持均衡）。本节动作练习时间以身体感到有一些累为宜。然后，全身逐渐放松 1~2 分钟。

（2）双手训练

①双手张开、张紧：站立、平坐或者仰卧，全身放松，双手随意轻松地放在体前或者身体两侧，之后对手掌和手指进行训练。在手掌和手指充分放松以后，努力使手掌和手指都逐渐张开、张紧（无论有没有张开、张紧都努力这么做），连续张紧不放松，并逐渐越张越紧，这样每一次张紧为一个节拍，持续张紧 1~2 个 8 拍后开始逐渐放松，连续放松 1~2 分钟。

②双手握固（拇指在内，四指在外）：在手掌和手指充分放松以后，将手掌变拳逐渐握紧，连续握紧不放松，并逐渐越握越紧（无论有没有握紧都努力这么做），这样每一次握紧为一个节拍，持续握紧 1~2 个 8 拍后开始逐渐放松，连续放松 1~2 分钟。

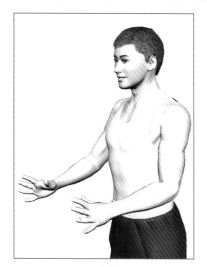

双手张开

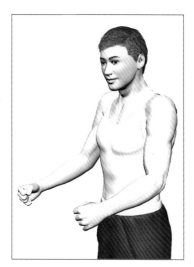

双手握固

（3）双脚训练

①张紧脚趾：平坐或者仰卧，全身放松，双手随意轻松地放在扶手或者身体两侧，之后对脚趾进行训练。在双脚充分放松以后，努力使脚趾都

逐渐张开、张紧（无论有没有张开、张紧都努力这么做），同时，努力使双脚都伸直，逐渐使脚趾越张越紧、双脚都越伸越直，这样每一次张紧为一个节拍，持续张紧1~2个8拍后开始逐渐放松，连续放松半分钟左右。

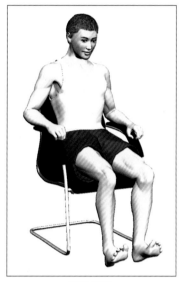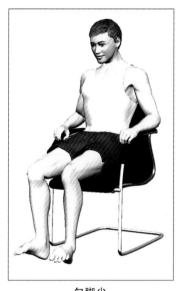

张紧脚趾 勾脚尖

②勾脚尖：在双脚充分放松以后，努力使脚尖向内勾紧（无论有没有勾紧都努力这么做），同时，努力使双脚都伸直，逐渐使脚尖向内越勾越紧、双脚也都越伸越直，这样每一次勾紧为一个节拍，持续勾紧1~2个8拍后开始逐渐放松，连续放松半分钟左右。

（4）咬牙训练

自然站立、平坐或者仰卧均可，呼吸自然，全身放松，然后嘴逐渐张开、张紧，稍停，嘴逐渐放松闭合，稍停，牙渐咬紧，稍停，逐渐放松。如此，一次张紧——放松——咬紧——放松为4个节拍，重复这一动作，共做4个8拍。

（5）闭目养神

自然站立（两脚与肩同宽）、平坐或者仰卧均可，双目微闭或闭合，呼吸自然，全身放松，双掌相叠捂着脐腹部，然后稍用意去体验轻轻呼吸的时候整个身体静逸舒适的感觉，本节动作练习时间不限。

11. 注意事项

（1）在进行上述各动作的锻炼时，呼吸应尽量保持自然呼吸，不要憋气用力，以免出现不适。

（2）锻炼时松和紧都很重要，松的时候要身心都放松，紧的时候应用内力渐紧，即用力要柔软均匀，不要用僵劲，这样才能刚柔相济、内外浑圆，收到更理想的康复训练效果。

偏瘫患者的护理

1. 日常护理

（1）功能锻炼

这是偏瘫患者家庭护理的重要环节，因为患者长期卧床不能活动，全身器官生理功能减退，如肢体长期不活动，肌肉逐渐萎缩。心、肺功能减退，影响呼吸和血液循环，因此，功能锻炼有利于病体康复，要循序渐进，持之以恒。

（2）完全性偏瘫阶段

可采用按摩、推拿和被动活动，帮助患者功能锻炼。动作应该由轻到重、再轻。被动活动不要用力过度。每次全身锻炼15~30分钟，每天数次。瘫痪肢体位置要适当，肘弯曲、腕和手指伸直、踝关节保持90°。

（3）部分功能恢复阶段

这一阶段要继续前一阶段的各项锻炼。同时帮助患者翻身、起坐。站立锻炼，先扶床架、椅背站立，然后徒手站立。肢体简单运动锻炼，如上肢的上举、外展、外旋，肘关节的伸屈活动，下肢的伸屈和足的伸屈活动。

（4）基本恢复阶段

在站立和上肢简单活动的基础上开始练习走路，手的精细动作和语言功能恢复。步行锻炼先在扶持下左右摆动身体，两腿轮流负重，继之踏步，逐步过渡到手扶拐杖独自行走。在出现画圈步态时，应练习屈膝和提腿动作。上肢锻炼可练习拿碗、汤匙、筷，穿脱衣服以及编织、打算盘等精细活动。失语者要帮助语言功能恢复锻炼。

（5）饮食护理

饮食宜清淡，多吃新鲜蔬菜、水果、豆制品以及海带、海蜇、虾皮和虾米，适当进食鱼肉、鸡肉、蛋和奶及奶制品，以保证足够蛋白质的摄入。有高血压者要控制食盐的摄入，一般每天5克为宜。进食有困难者要喂食或鼻饲。鼻饲前应先抽到胃液后再灌注食物，以防食物误入气管。每次食物灌注完毕，要灌注少量温开水清洗管腔，然后夹紧鼻饲管。长期鼻饲者应每周换胃管一次，及时清洁鼻和口腔。

（6）其他

要帮助患者树立信心。要经常翻身，以免发生褥疮。注意居室卫生，经常开窗通风，但又要避免穿堂风，当心着凉感冒。保持大便通畅，必要时通便。要保证患者有足够的时间休息和睡眠，以利早日康复。

2. 家庭护理

（1）心理护理

偏瘫患者由于恢复慢、活动受限而产生悲观失望、精神忧郁等各种心理。因此在护理此类患者时应有同情心和耐心，尊重和体贴关心他们，使他们鼓起生活的勇气，主动配合治疗和进行自我锻炼。

（2）防止各种并发症

首先要防止褥疮的发生，由于患者肢体活动受限，需长时间卧床，故易引起坠积性肺炎和骨突出部位的褥疮发生，因此要定时翻身，一般每两小时翻身一次，更换其卧位。在翻身时切忌在床上拖、拉，以防止擦伤皮肤。并对褥疮易发部位如骶尾部、髋部、肩肘部、外踝、足跟、枕部等部位进行检查，用50%红花酒精进行按摩，按摩时手掌或拇指紧贴皮肤，压力由轻到重，再由重到轻，环形按摩。骨突出处可用气圈或棉圈垫上，使突出部位悬空，减少受压。还要选择合适的床垫，一般用海绵垫或气垫床。对大小便失禁的患者应注意保持皮肤和床褥干燥。定期用温水给患者擦澡、擦背，局部按摩，以促进血液循环，改善局部营养状况。床铺应保持干燥、松软，对于汗湿、尿湿的床垫随时更换，并保持患者身体卫生，擦浴过程中要注意保暖、水温适当，既要防止受凉，又要防止被烫伤。擦洗后在背部、骶尾部扑上爽身粉。患者翻身时，应叩击其背部，鼓励咳痰，以防止坠积性肺炎。多吃水果、蔬菜，以保证足够营养摄入量，尤其是水、维生素和纤维素。养成排便习惯，防止便秘。早餐前先给一杯热饮料（如热开水、茶水、牛奶等），以促进肠胃蠕动。为促进排便，还可以按摩腹部，由右下向右上，转向左上，再转向左下，每次按摩 5~10 次。便秘时可遵医嘱用药。

防止肢体肌肉挛缩和关节畸形。应使患者保持良好的躺坐姿势，协助其被动运动。如防止上肢内收挛缩，可在患者腋下放置一个枕头；防止足下垂，可在患肢给予夹板等。应尽早给患者进行被动运动，各关节每日被动运动 2~3 次，每次每个关节各方向运动 5 次以上，运动要轻柔，切忌粗暴，以免引起疼痛及组织损伤。

此外，还要防止泌尿系感染。留置导尿管的患者应用无菌引流袋，每日更换 1 次，密切观察尿的颜色、气味，如有浑浊、臭味则为泌尿系感染，应及时给患者用上抗生素。要鼓励患者多饮水，以冲淡尿液。

总之，对偏瘫患者家庭护理除注意防止并发症外，还要注意语言和肢体功能康复训练，以及日常活动的训练，从而逐步达到生活自理以至全身心的康复。

3. 肢体护理

（1）保持肢体功能位置
瘫痪肢体的手指关节应伸展、稍屈曲，为达到效果，患者手中可放一块海绵团；肘关节微屈，上肢肩关节稍外展，避免关节内收，伸髋、伸膝关节；为防止足部下垂，使踝关节稍背屈；为防止下肢外旋，在外侧部可放沙袋或其他自制支撑物。

（2）加强瘫痪肢体活动
包括肢体按摩、被动活动及坐起、站立、步行锻炼，以防止肢体畸形、挛缩。

（3）生活自理和职业能力训练
瘫痪好转时，患者要积极主动地锻炼日常生活技能；医护人员和家属要给予正确的指导和热情的帮助，鼓励患者尽可能完成自己能力所及的事情，如脱、穿衣服，洗脸，用餐等。

4. 注意事项

(1) 开始康复训练的时间越早越好

一般来说，只要病情稳定，生命体征（即体温、呼吸、脉搏、血压）平稳，就可以开展康复训练。如果已经并发了其他疾病，如心肌梗死、上消化道出血、肺部感染、肾功能不全等，则应在医务人员的指导下进行训练。

(2) 运动量不宜过大

训练强度要由小到大，使患者有一个适应的过程，逐渐恢复体力。如安静时心率超过 120 次/分，收缩压超过 180 毫米汞柱，有心绞痛或严重心律失常，应暂停训练。训练后脉率不宜超过 120 次/分。如果患者经过一天的训练，休息一夜后仍感疲劳，脉搏数仍高于平日水平，则表示运动量过大，应适当减量。运动后切勿立即进行热水浴，以免导致循环血量进一步集中于外周，从而使血压突降，甚至诱发心律失常等。

(3) 结合日常生活进行训练

鼓励患者自己做事，如更衣、梳洗、进食等。减少其对家庭的依赖，提高独立生活能力。

(4) 顺其自然

患者能达到什么程度就到什么程度，但可以建议患者坚持试做 1~2 次更难的动作。

(5) 注意日常保健

按时服药，规律起居，保持平稳的情绪和开阔的胸怀。多食高纤维素的清淡饮食，保持大便通畅，避免过劳。不穿过紧、过小的衣服，以免影响血液循环和肢体活动。

(6) 其他

若在训练过程中出现其他疾病，如感冒等，则应暂停训练，并与医生取得联系。训练频度至少每周 2~3 次，最好每天 1~2 次，每次约 30 分钟。

四

偏瘫患者的
中医治疗

1. 推拿按摩治疗

2. 针刺治疗

3. 中药治疗

4. 脑血管性偏瘫急性期伴意识障碍者的用药

5. 脑血管性偏瘫恢复期伴有冠心病、高血压、脑动脉硬化者的用药

6. 偏瘫恢复期、后遗症期患者中成药的选择

1. 推拿按摩治疗

（1）背及下肢部操作

手法：滚、按、揉、搓、擦等法。

穴位及部位：天宗、肝俞、胆俞、膈俞、肾俞、环跳、阳陵泉、委中、承山、风市、伏兔、膝眼、解溪。

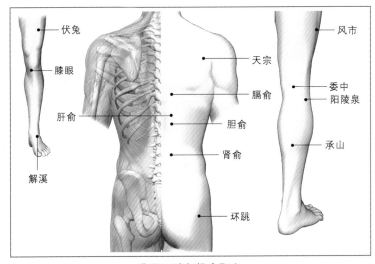

背及下肢部推拿取穴

操作：①患者取俯卧位，医者站在患者侧面，先施按法于背部脊柱两侧，自上而下 2~3 次，重点在天宗、肝俞、胆俞、膈俞、肾俞。再在脊柱两侧用滚法治疗，并向下至臀部、股后部、小腿后部。以腰椎两侧、环跳、委中、承山及跟腱为重点治疗部位。同时配合腰后伸和患侧后伸的被动活动。约 5 分钟。

②患者取健侧卧位（患侧在上），自患侧臀部沿大腿外侧经膝部至小腿外侧用滚法治疗，以髋关节和膝关节作为重点治疗部位。约 3 分钟。

③患者取仰卧位，医者站在侧面，用滚法在患侧下肢，自髂前上棘向下沿大腿前面，向下至髋关节及足背部治疗，重点在伏兔、膝眼、解溪。同时配合髋关节、膝关节、踝关节的被动伸屈活动和整个下肢内旋动作。再用拿法施与患侧下肢，拿委中、承山以大腿内侧中部及膝部周围为重点治疗。按、揉风市、膝眼、阳陵泉、解溪。最后用搓法施于下肢。约 3 分钟。

（2）上肢部操作

手法：滚、按、揉、拿、捻、搓、摇等法。

穴位及部位：曲池、手三里、合谷。

操作：①用滚法自患者上臂内侧至前臂进行治疗，肘关节及其周围为重点治疗部位，在进行手法的同时配合患肢外展和肘关节伸屈的被动活动。按、揉曲池、手三里、合谷。继之在患肢腕部、手掌和手指用滚法治疗，同时配合腕关节及指间关节伸屈的被动活动，手指关节可配合捻法。约 5 分钟。

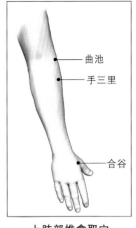

上肢部推拿取穴

②患者取坐位，用按法于患侧肩部周围及颈项两侧，在进行手法时，配合患肢向背后回旋上举及肩关节外展、内收的被动活动。然后用拿法自肩部拿至腕部，往返 3~4 次，配合活动肩、肘、腕部摇法，最后用搓法自肩部搓至腕部往返 2~3 次。约 3 分钟。

（3）头面颈项操作

手法：按、抹、扫散、拿等法。

穴位及部位：印堂、睛明、太阳、角孙、风池、风府、肩井。

操作：①患者坐位，医者站于患者前面，用抹法自印堂至太阳往返 4~5 次，同时配合按、揉睛明、太阳。再用扫散法在头侧胆经循行部位自前上方向后下方操作，每侧 20~30 次，配合按、揉角孙。约 2 分钟。

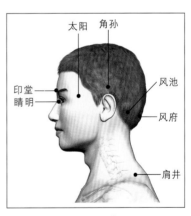

头面颈项推拿取穴

②患者坐位。医者站于患者后侧面，按揉颈项两侧，再按风府，拿风池、肩井。

③面瘫治疗方法：医者在患者一侧，用一指禅推法自印堂、阳白、睛明、四白、迎香、下关、颊车、地仓往返治疗，并可用揉法或按法先患侧后健侧，再配合应用擦法治疗。接上式，用一指禅推法施与风池及项部，随后拿风池、合谷结束治疗。

2. 针刺治疗

针刺疗法对偏瘫治疗有较好疗效，不但在脑血管病的恢复期可以普遍应用，对部分病例还可早期治疗。现将较常用的体针和头针疗法介绍如下。

（1）体针的常用穴位

头面部：百会、上星、印堂、迎香、太阳、下关、地仓、人中、翳风、风池等穴。

上肢：曲池、手三里、外关、内关、合谷、少泽、后溪、内关等穴。

下肢：环跳、秩边、风市、阳陵泉、足三里、承山、三阴交、昆仑、涌泉等穴。

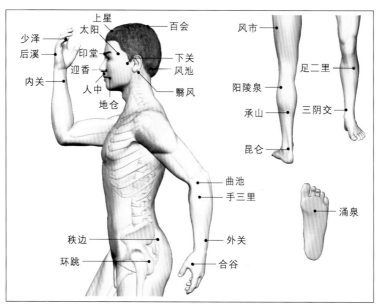

体针常用穴位

每次取穴不宜过多，可轮流使用。一般选用 1~2 个主穴，再选若干配穴。每日 1 次，7~10 天为 1 个疗程，休息 5~7 天，可再行第 2 疗程，并可用电针。

（2）头针

头针是治疗脑血管病偏瘫的一种特殊针刺疗法。主要是根据神经解剖大脑皮层功能的理论，运用针刺疗法，在头皮上划出皮层功能相应的刺激区，在这些刺激区进行针刺，以达到治疗疾病的目的。目前主要用于治疗脑血管病引起的瘫痪、麻木、失语等症。脑梗死患者以早期治疗为佳，脑出血患者一般待病情稳定后开始。

取穴：对侧运动区为主；感觉障碍取对侧感觉区；运动性失语取对侧面运动区；感觉性失语取对侧语言三区；命名性失语取对侧语言二区。

方法：根据上述原则选好刺激区位置，用快速进针，达到头皮下或肌层，斜向捻转至要求的区域长度，进行快速持续捻针，每分钟要求捻转200次以上，一般2~3分钟即达到适应刺激量和刺激强度，患者相应的肢体有热、麻、胀、抽、出汗等感觉，休息5分钟，再捻转2~3分钟，再休息5~10分钟起针。每日1次，一般10~15天为1疗程，中间可休息1周左右，再做第2疗程。

注意事项：针刺部位要选择准确，针刺前应用75%酒精棉球严格消毒。针刺入后局部剧痛可捻转2分钟，若仍剧痛难忍，可将针退至皮下，适当地调整一下进针方向，可避免疼痛。起针时用干棉球压迫针孔1~2分钟，以防出血。如患者晕针，立即起针，应给予适当处理。

3. 中药治疗

（1）醋蛋方

配方：鸡蛋1个，老陈醋200毫升。

制法：将新鲜鸡蛋揩干净，泡在醋内48小时，蛋壳软化，调匀备用。每日清早空腹喝1次（喝时加1勺蜂蜜），分5次服完，连服10次为1疗程。

功效：化瘀通络。主治脑出血后半身不遂。

（2）白芥子醋方

配方：白芥子400克，醋500克。

制法：2 味共煎煮，煎至药汁 300 毫升左右，收存备用。每次取药渣及汁适量，涂敷颌颊部。

功效：利气、散瘀、止痛。主治中风口不能言和舌根紧缩等症。

（3）黄芪参归汤

配方：黄芪 30 克，当归、赤芍、川芎各 15 克，丹参 20 克，红花、石菖蒲各 10 克，甘草 6 克，陈醋 20 克（冲服）。

用法：水煎服，15 日为 1 疗程。

功效：补气活血，化瘀通络。主治脑梗死。

（4）水蛭三七方

配方：水蛭粉 3 克，三七粉 2 克，陈醋 20 克。

制法：温开水与醋兑成淡醋液，送服药粉，每日 3 次，连续服药 20 天。

功效：通经、破瘀、消肿。主治脑血栓后遗症、半身不遂、语言不利等。

（5）山甲马钱子方

配方：穿山甲尾片（炒成珠）60 克，精制马钱子 6 克，熟附片 3 克，僵蚕 3 克，醋适量。

制法：诸药分别研细末，混匀备用。淡醋汤送服，每次 3 克，每日 1 次。

功效：活血通络。主治半身不遂。

（6）加味补阳还五汤

配方：黄芪 120 克，白芍 50 克，归身、桂枝、牛膝、地龙各 20 克，何首乌、云苓、赤芍、菟丝子、女贞子各 25 克，土鳖虫 10 克，醋 20 克（冲服）。

用法：水煎服，每日 1 剂，睡前服。连续服药 15 剂为 1 疗程。

功效：活血化瘀，通络。主治半身不遂。

（7）黄芪丹参汤

配方：黄芪 45 克，丹参 15 克，水蛭 3 克（研末吞服），地龙 10 克，赤芍 10 克，三七 3 克（研末冲服），陈醋 15 克（冲服）。

用法：水煎服，每日 1 剂。

功效：补气活血。主治脑血栓。

（8）益智骨碎方

配方：益智仁 10 克，骨碎补 10 克，补骨脂 10 克，天竺黄 10 克，何首乌 20 克，枸杞子 30 克，石菖蒲 10 克，郁金 10 克，丹参 30 克，川芎 10 克，陈醋 15 克（冲服）。

用法：水煎服，每日 1 剂。

功效：化痰，补肾。主治中风后老年性痴呆症。

4. 脑血管性偏瘫急性期伴意识障碍者的用药

（1）安宫牛黄丸

功效：退热清心、醒脑安神、解郁镇惊、豁痰开窍。用于脑出血、脑炎等病急性期的神昏谵语、高热惊厥、温热病邪、内入心包的治疗。

（2）局方至宝丹

功效：清热解毒、豁痰开窍。用于痰热内闭症有良效。

（3）回天再造丸

功效：散寒、理气、豁痰、通经温络。常用于脑血管性偏瘫急性期和恢复期。

（4）万氏牛黄清心丸

功效：清热解毒、豁痰开窍、清心安神。常用于温热病症、痰热壅盛、内闭心窍所致高热神昏、烦躁谵语。

(5) 心脑静片

功效：清心醒脑、安神定惊、清热豁痰。常用于脑血管性偏瘫急性期。

(6) 清开灵口服液

功效：清热解毒、泻肝凉血。临床用于邪热内闭心窍、起病骤急、神智昏聩。

(7) 脑血康口服液

功效：逐瘀破血。主要用于脑出血急性期与恢复期的半身瘫痪，口眼㖞斜，舌强语謇。

5. 脑血管性偏瘫恢复期伴有冠心病、高血压、脑动脉硬化者的用药

(1) 血栓心脉宁

功效：开窍醒神、活血化瘀。适用于脑血栓性偏瘫伴有冠心病、心绞痛者。

(2) 软脉灵口服液

功效：滋补肝肾、益气活血。适用于脑血管性偏瘫伴有冠心病、早期脑动脉硬化症等。

(3) 苏合香丸

功效：温通开窍、理气解郁、散寒化浊、辟秽醒脑。临床用于脑血管性偏瘫阴闭、神智昏迷等症。

(4) 偏瘫复原丸

功效：补气化瘀通络。临床常用于脑中风恢复期虚证及软瘫者。

（5）大活络丹丸

功效：调理气血、舒筋活血、祛风止痛、除湿豁痰。临床上常用于气血双亏、肝肾不足和风痰阻络引起的脑血管性偏瘫。

（6）脑血栓片

功效：活血化瘀、醒脑通络、潜阳息风。用于脑血管阻塞性偏瘫恢复期伴有口眼㖞斜等表现者。

（7）通脉冲剂

功效：活血通脉。临床上治疗脑血栓伴有冠状动脉供血不足。

（8）抗栓保荣胶囊

功效：活血化瘀、通脉止痛。常用于脑血管性偏瘫后遗症所致的患肢痿软无力、僵硬挛拘、口眼㖞斜、舌强语謇等症。

（9）心脑疏通胶囊

功效：解郁止痛、活血通痹。用于缺血性心脑血管疾病。

（10）清眩治瘫丸

功效：平肝息风降压、清热豁痰化瘀、清眩治瘫开窍。临床上用于治疗脑血管性偏瘫。

6. 偏瘫恢复期、后遗症期患者中成药的选择

（1）中风片

功效：平肝降逆、息风化痰。用于治疗高血压、脑血管性偏瘫、不语、口眼㖞斜。

（2）消栓通冲剂

功效：益气活血、祛瘀通络。用于脑血管阻塞性偏瘫所致的关节疼痛、

肿胀、屈伸不利。

（3）麝香抗栓胶囊

功效：活血通络。主治脑血管性偏瘫、言语不清、手足麻痹、头痛目眩。尤其对脑血栓性偏瘫有较好的治疗效果。

（4）消栓通络片

功效：活血化瘀、消栓通络、化痰宣窍。用于脑血管性偏瘫恢复期与后遗症期的治疗。对脑动脉硬化、脑血栓性偏瘫、肢体麻木、疼痛、口眼㖞斜、精神呆滞、舌体发硬、言语不利、手足发凉及高脂血症有明显疗效。

（5）中风回春片

功效：活血化瘀、化痰通络。用于治疗脑血管性偏瘫，口眼㖞斜、半身不遂、肢体麻木。

（6）活络丸

功效：祛外风息内风、除湿、强筋健骨、活血止痛、开窍定惊。用于脑血管性偏瘫，常用于脑血管性偏瘫的恢复期、后遗症期的治疗及偏身麻木、口眼㖞斜、舌强语謇。

（7）人参再造丸

功效：益气补虚、祛风化痰、补血养肝、活血通络。用于治疗脑血管阻塞性偏瘫、口眼㖞斜、痹阻疼痛、手足麻木、肢体拘挛。

（8）华佗再造丸

功效：行气化痰、活血化瘀、通络止痛。对脑血管阻塞性偏瘫的头晕、手足麻木、口眼㖞斜、头痛眩晕、目花耳鸣、心悸胸闷较为适用。

（9）天麻丸

功效：养血祛风、活血通络、舒筋止痛。用于肝肾不足、头昏头痛、手足筋脉挛痛、四肢麻木、腰腿疼痛、步履艰难及脑血管性偏瘫后遗症。

（10）散风活络丸

功效：温经通络、搜风除湿、养血益气、祛痰逐瘀。用于急性面神经炎、脑血管性偏瘫后遗症、风湿性关节炎或类风湿关节炎。

（11）消栓再造丸

功效：活血化瘀、祛风通络、补气养血、消血栓、降血脂。用于脑血栓性偏瘫、口眼㖞斜、言语障碍的恢复期与后遗症期。

（12）脑安胶囊

功效：活血化瘀、益气通络。用于脑血栓性偏瘫恢复期，脑血管性偏瘫急性期。

（13）脑得生丸

功效：活血化瘀、疏经通络、醒脑开窍。用于脑血管性偏瘫及脑动脉硬化。

（14）消栓通络胶囊

功效：活血化瘀、温经通络。用于治疗脑血管阻塞性偏瘫。

偏瘫患者的饮食

1. 饮食方案

偏瘫患者应做到"少食多餐，三四五顿，七八分饱"，低糖、低盐、低脂，戒烟戒酒，忌刺激、辛辣性食物。早餐应多喝小米粥、燕麦粉等；午餐、晚餐多食用蔬菜如菠菜、芹菜、胡萝卜、洋葱、黑木耳、大蒜、西红柿、红薯等，肉类食物最好一天不超过 100 克，要多喝水，睡前醒后都要喝一杯温开水。

（1）食物多样，谷类为主。

（2）多吃蔬菜、水果和薯类。

（3）常吃奶类、豆类及其制品。

（4）经常吃适量的鱼、禽、蛋、瘦肉，保证优质蛋白的摄入，少吃肥肉和荤油。

（5）食量与体重要平衡，保持适宜体重。

（6）吃清淡少盐的膳食。

（7）饮酒应限量。

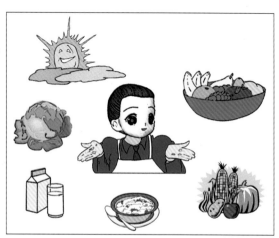

食物要多样化

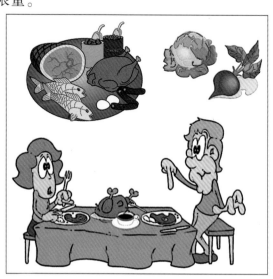

摄入优质蛋白

2. 适宜食物

芦笋

芦笋鲜美芳香，柔软可口，是一种品味兼优的名贵蔬菜。芦笋富含维生素 A、维生素 C、维生素 E 及叶酸，有补血、美容之效。

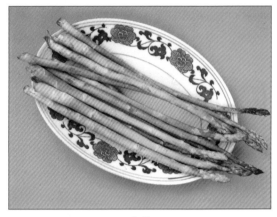

芦笋

芦笋中丰富的纤维素能增进食欲，帮助消化。芦笋中含有独特的天门冬素，可增强免疫功能，使细胞恢复正常生理状态。芦笋中含有多种苷类化合物，对心脏病、高血压有一定疗效。因此，芦笋是抗疲劳、增强体力、抗癌、降低血脂、预防冠心病的保健食品。

红薯

红薯，是一种常见且经济实惠的营养保健食品，尤以胡萝卜素含量极为丰富，是粮食和蔬菜中的佼佼者。

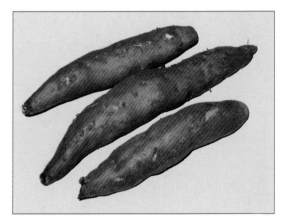

红薯

红薯中含有一种由胶原和黏液多糖类物质组成的多糖、蛋白质的混合物——黏蛋白，这种黏蛋白有助于保持心血管壁的弹性和防止动脉粥样硬化。红薯还有一个特点是它属于"生理碱性"的食物，富含钾、钠等元素，而米、面、肉、蛋等都属于"生理酸性"食物。因此，红薯同这些食物共同食用，有助于保持人体的酸碱平衡。红薯中丰富的植物纤维素能增加粪便体积，有助于大便及时排出，可预防便秘和肠道疾病。

卷心菜

卷心菜学名叫甘蓝菜。卷心菜不仅营养丰富，还有很多食疗作用。其中维生素 C 含量是西红柿的 3.5 倍，钙的含量是黄瓜的 2 倍。卷心菜还含有较多的微量元素钼和锰，是人体制造酶、激素等活性物质必不可少的原料。

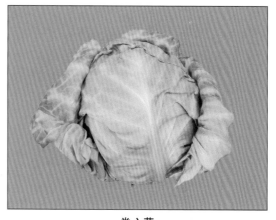

卷心菜

卷心菜含的热量较低，只有等量面包的 1/8，人们吃后容易产生饱胀感，特别适合节食减肥。卷心菜内含有丙二醇酸，可防治脂肪、胆固醇在体内沉积，特别适合血管硬化者。卷心菜中所含的糖类很少，主要是葡萄糖，几乎不含淀粉，适合偏瘫患者。总之，包心菜是一味很好的保健蔬菜。

芹菜

芹菜富含蛋白质、胡萝卜素和多种维生素、氨基酸以及钙、磷等矿物质。

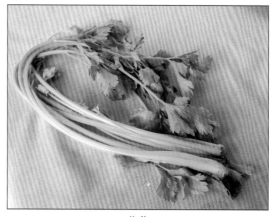

芹菜

芹菜梗和叶含水分高，热量低，是钾元素的优质来源，芹菜叶含钙、铁、钾，维生素 A 和维生素 C 的含量较芹菜梗要丰富得多。芹菜含铁量较高，是缺铁性贫血患者的佳蔬。芹菜中含有丰富的钾，是治疗高血压及其并发症的首选之品，对于血管硬化、神经衰弱患者亦有辅助治疗作用。芹菜的叶、茎含有挥发性物质，别具芳香，能增强人的食欲。经常吃些芹菜，可以中和尿酸及体内的酸性物质，对防治痛风有较好的效果。

大白菜

大白菜古代称为菘，它不仅菜质鲜嫩，清爽适口，而且含有丰富的维生素C，还含有丰富的纤维素，能促使肠胃蠕动，缩短大便在人体内滞留的时间，吸附肠内的致癌和有毒物质，保持大便通畅，可预防习惯性便秘和防止直肠癌的发生。

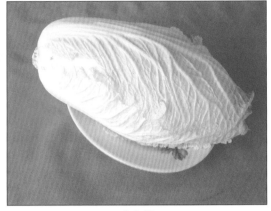

大白菜

白菜中丰富的维生素C含量，能促进细胞间质形成，维持牙齿、骨骼、血管、肌肉的正常功能；能加快伤口愈合，促进抗体形成，提高白细胞吞噬能力，增强人体抵抗力，并能促进人体对铁质的吸收。

番茄

番茄又称西红柿。其营养丰富，许多水果和蔬菜均不及它。

番茄含有丰富的维生素A、B族维生素、维生素C及人体可直接吸收的葡萄糖、果糖，还含有人体不可缺少的钙、磷、铁、硫、钾等矿物质元素，尤其还含有维生素P。现代研究认为，西红柿中含有一种抗癌和抗衰老的

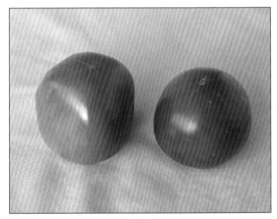

番茄

物质，叫作谷胱甘肽。此外，还含有一种可抑制酪氨酸酶活性的物质，使沉着皮肤的色素减退或消失，保持皮肤的洁净，预防色素沉着。西红柿还含有番茄素，能够保护低密度脂蛋白免受氧化破坏，可减少心血管疾病，防止动脉硬化。

黑木耳

黑木耳含有蛋白质、胡萝卜素、维生素 B_1、维生素 B_2、铁、钾、磷、钙、镁及丰富的膳食纤维。

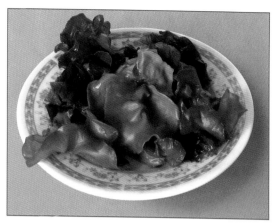

黑木耳

黑木耳具有的抗血小板聚集作用，与肠溶阿司匹林的功效相当。黑木耳还具有明显的抗凝作用，能阻止胆固醇在血管上沉积和凝结，对动脉硬化也具有较好的防治作用。国内有调查表明，患有高血压、高血脂的人，每天吃 3 克黑木耳（干）烹制的菜肴，便能将脑中风、心肌梗死的发生危险减少 1/3。

黄瓜

黄瓜性味甘凉，功能除热、利水、解毒，可治烦渴、咽喉肿痛、火眼、烫火伤等。

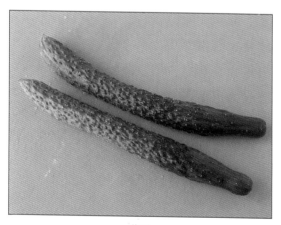

黄瓜

现代科学研究发现，黄瓜含葡萄糖、半乳糖、甘露糖、木糖、果糖、咖啡酸、绿原酸、维生素 B_2、维生素 C 以及挥发油等。黄瓜头部多苦味，其主要成分是葫芦素（A、B、C、D）。动物实验证明，葫芦素 C 有抗肿瘤作用。

苦瓜

苦瓜味苦性寒，爽口不腻，人吃了以后，会感到凉爽舒适。每逢夏天，人们因炎热不思饮食之际，若以苦瓜做菜佐食，可以开胃健脾、消暑清心；如以苦瓜泡成凉茶饮用，也能解暑逸神，使烦渴顿消。

苦瓜营养丰富，所含蛋白质、脂肪、碳水化合物等在瓜类蔬菜中较高，特别是维生素 C 含量约为冬瓜的 5 倍，黄瓜的 14 倍，南瓜的 21 倍，居瓜类之冠。苦瓜还含有多肽类物质，有快速降低血糖的功能，能够预防和改善脑血栓的并发症，具有调节血脂，提高免疫力的作用。

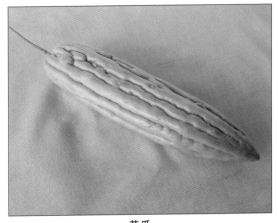

苦瓜

菠菜

菠菜又称赤根菜、波斯菜、菠薐、红嘴绿鹦哥。它原产于尼泊尔，在唐代时传入我国，现在已成为家庭餐桌上必不可少的一道菜肴。

菠菜营养丰富，素有"蔬菜之王"之称，它有非常多的 β 胡萝卜素，也是叶酸、铁、钾、镁的极佳原料。由于含有人体造血原料之一的铁，常吃菠菜，可令人面色红润，光彩照人，被推崇为养颜佳品。中医认为菠菜性甘凉，有养血、止血、敛阴、润燥的作用，利于清理人体肠胃的热毒，因而可防治便秘。

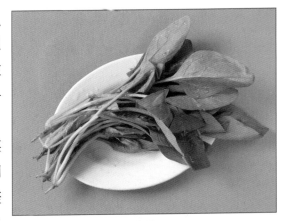

菠菜

南瓜

南瓜营养丰富，含蛋白质、脂肪、碳水化合物和维生素、胡萝卜素以及钙、磷、铁等。尤其是胡萝卜素含量在瓜类中是较高的。

南瓜中的纤维素含有丰富的果胶。果胶进入人体后，可以和多余的胆固醇黏结在一起，排出体外，降低血清中胆固醇含量，起到防治动脉粥样硬化的作用。

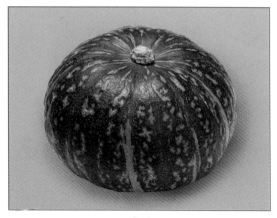

南瓜

萝卜

萝卜含有膳食纤维、芥子油、淀粉酶、维生素 B_2、维生素 C、锌、钙、铁、磷、镁等营养素。

萝卜有稳定血压、软化血管、降低血脂的作用。白萝卜含芥子油、淀粉酶和膳食纤维，具有促进消化、增强食欲、加快胃肠蠕动的作用；还含有木质素，

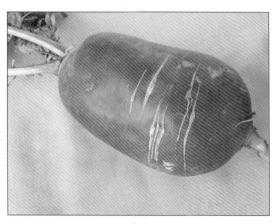

萝卜

能提高巨噬细胞的活力，吞噬癌细胞，具有防癌作用。

胡萝卜

胡萝卜含胡萝卜素、B 族维生素、维生素 C、叶酸、膳食纤维、钙、磷、钾、铁等营养成分。新鲜的胡萝卜汁有降压，强心与抗过敏的功效。

高血压患者饮胡萝卜汁，不仅能够降低血压，并且还能够让身体内的钾盐通过泌尿而排到体外，使病况减轻。另外，胡萝卜

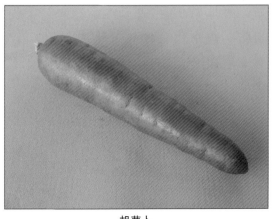

胡萝卜

亦包含槲皮素，能增加冠状动脉的血流量，降低血脂和胆固醇。胡萝卜富含胡萝卜素，进入人体后合成维生素 A，具有促进机体正常生长与繁殖、防止呼吸道感染与保持视力正常等功能。常吃胡萝卜还可促进皮肤的新陈代谢，增进血液循环，从而使皮肤细嫩光滑，肤色红润。

土豆

土豆又称马铃薯、洋山芋。在餐桌上人们食其清爽利口，解油腻。在西餐中，土豆成了主角。

有专家说：“每餐只吃马铃薯配上全脂牛奶，就能得到人身体所需要的一切营养素。”这话并不夸张，土豆的营养素含量极高，有丰富的蛋白质，还含丰富的赖氨酸和色氨酸，虽含丰富的

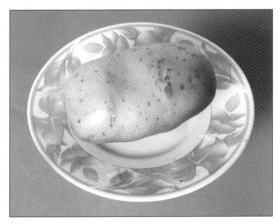

土豆

碳水化合物，却是一种低热能食物，堪称减肥佳品。土豆所含的纤维素细嫩，对胃肠黏膜无刺激作用，有解痛或减少胃酸分泌的作用。常食土豆已成为防治胃癌的辅助疗法。土豆还有很好的药用价值，具有和胃、调中、健脾、益气的作用，对胃溃疡、习惯性便秘、皮肤湿疹有防治功效。

大葱

葱不仅是菜肴，而且是营养丰富的保健品。

葱中的"蒜辣素"由呼吸道、汗腺、泌尿道排出时，能轻微刺激管道壁的分泌而起发汗、消痰、利尿作用，帮助排出人体内不干净的东西。只要稍加注意就会发现，多吃葱后大便会显得特别通畅，这对人体健康无疑是

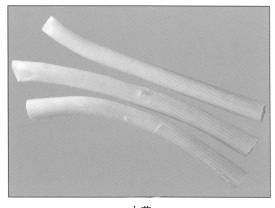
大葱

重要的。蒜辣素还能促进胃液、胆汁的分泌，有助消化、健胃和提高食欲的功效。葱还有消散血管内瘀血块的作用，能降低血液中胆固醇的含量，防止血液不正常的凝固，可防治动脉硬化。经常吃葱不仅能降低血脂、血糖和血压，还可以补脑，因此将葱誉为脑力劳动者的"绿色补品"。

生姜

现今人们家庭的餐桌上，姜的食用很普遍。其实生姜是一味很好的保健食品。

姜中的姜辣素能刺激消化道中的神经末梢，引起胃肠蠕动，增加唾液、胃液和肠消化液的分泌，从而起健脾胃、促消化、增食欲的功能。所以，用姜作为菜肴的调味佳品，其辛辣芳香之

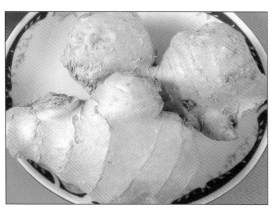
生姜

味，不仅使菜肴变得更加鲜美可口，而且使人们的食欲倍增；姜还可抑制人体对胆固醇的吸收，防止肝脏和血清胆固醇的蓄积；姜还有防氧化、抗衰老的作用，它不仅能防止含脂肪食品的氧化变质，而且当生姜的辛辣成分被人体吸收后，还能抑制体内过氧化脂质的产生从而起到抗衰老作用。因此，多吃姜对健康长寿是大有裨益的。

木瓜

木瓜来源于番木瓜科植物番木瓜的果实，味甘、性平，能消食下乳、除湿通络、解毒驱虫，主治消化不良，胃、十二指肠溃疡疼痛，乳汁稀少，风湿痹痛，肢体麻木，湿疹、烂疮，肠道寄生虫病等。

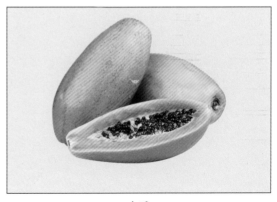

木瓜

番木瓜含木瓜蛋白酶、木瓜凝乳蛋白酶、苹果酸、酒石酸、枸橼酸、芳樟醇及矿物质元素钙、磷、铁、锌、锰等。其蛋白酶有帮助消化作用；番木瓜碱具有抗肿瘤功效，对淋巴性白血病细胞具有强烈抗癌活性；能抗氧化；对多种病原菌有抑制作用；对绦虫、蛔虫、鞭虫有驱杀作用。番木瓜碱对中枢神经有麻痹作用，中毒死因主要是呼吸麻痹与心脏障碍。

猕猴桃

猕猴桃果肉绿似翡翠，其味清香酸甜，其形如桃，又因它为猕猴所喜食，故名猕猴桃。

猕猴桃含有丰富的钙、磷、铁等元素和多种维生素以及蛋白质、脂肪、碳水化合物。最引人注目的是含有大量的维生素 C，是蜜桃的 70 倍、鸭梨的 100 倍、苹果的 200 倍，堪称百果之冠。

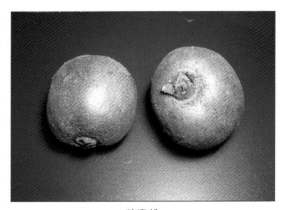

猕猴桃

猕猴桃的果肉中还含有一种酶，有助于肉类纤维蛋白质的分解。猕猴桃鲜果及果汁制品，不但能补充人体营养，而且可以防止致癌物质亚硝胺在人体内的生成，还可降低血清胆固醇和甘油三酯水平，对消化道癌症、高血压、心血管疾病具有显著的预防和辅助治疗作用。

西瓜

西瓜所含的浆液是果品中最
多的一种，其中富含糖、蛋白
质、维生素 A、B 族维生素、维
生素 C 及矿物质元素钙、铁、磷
等。总之，在西瓜的汁液中，几
乎包含着人体所需的各种营养成
分，能够为人体正常的生理活动
提供能量。

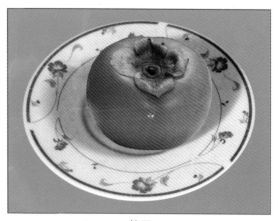

西瓜

研究表明，西瓜还具有调整
体力、提高耐力的作用。西瓜果肉中所含的维生素、各种糖、矿物质和有
机酸，是人体构成骨骼、血液不可缺少的成分。西瓜性寒，含水量多，是
盛夏消暑佳果。西瓜皮含糖量少、味淡、纤维粗硬，可煮食，或用糖渍作
零食。也可入药，具有清热解暑、解酒、利尿，止渴、除烦之疗效，是高
血压患者保健佳品。

柿子

柿子又名鲜柿、绿柿，为柿
科植物柿的果实，主产于河南、
山东、福建、河北等地，秋冬季
采收，经脱涩红熟后食用，也可
采青柿脱涩后食用。柿子可制成
柿饼、柿干等食用。

中医认为，柿子性寒，味甘、
涩，入脾、胃、肺经，有清热润
燥、润肺化痰、软坚、生津止渴、

柿子

健脾、治痢、养阴止血之功效，适用于燥热咳嗽、痰中带血、胃热伤阴、
烦渴口干、大便干结、痔疮下血等症。因此，柿子是慢性支气管炎、高血
压、动脉硬化、内外痔疮患者的天然保健食品。

橘子

橘子含有糖类、B族维生素、维生素 C、胡萝卜素、苹果酸、柠檬酸、钙、磷、钾、镁等。

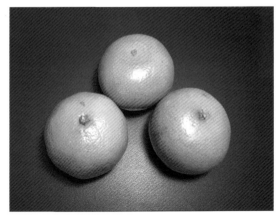

橘子

橘子中含有丰富的维生素 C 和烟酸等，它们有降低人体中血脂和胆固醇的作用，所以，冠心病、血脂高的人多吃橘子很有好处。如果饮食中钾和钙的含量增加，血压就会自然降低，橘子汁里恰恰含有丰富的钙、钾和维生素 C。橘子含有的酸味成分能促进胃液分泌、增进食欲，还能抑制乳酸的形成，改善疲劳；含有膳食纤维能预防便秘和大肠癌。

草莓

草莓鲜嫩多汁，香郁酸甜的草莓一直是老幼皆宜的上乘水果，又因其形如鸡心、红似玛瑙、营养价值很高而被人们冠以"水果王后"的称号。

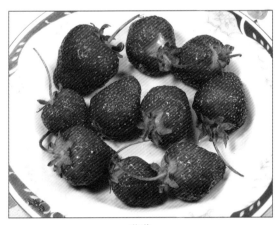

草莓

草莓果肉中含糖、蛋白质、纤维素，维生素 C 比苹果、葡萄都要高。而它的苹果酸、柠檬酸、维生素 B_1、维生素 B_{12} 以及胡萝卜素、钙、磷、铁、钾的含量也很高。草莓味甘、性凉，具有润肺生津、健脾和胃、利尿消肿、解热祛暑等功效。近年来，又发现它有益心健脑的特殊功效，对防治动脉粥样硬化、冠心病和脑出血等有重要意义。更值得一提的是，草莓所含有的活性物质具有较高的防癌抗癌作用。

大枣

大枣是一种物美价廉的营养补品，营养价值很高。

大枣含有多种维生素（A、B₂、C、D、P）、烟酸、胡萝卜素及有益于人体健康的矿物质，还含有蛋白质、氨基酸、脂肪、糖、淀粉、有机酸、钙、磷、镁、钾、铁等人体新陈代谢所必需的营养物质。据有关研究证明，大

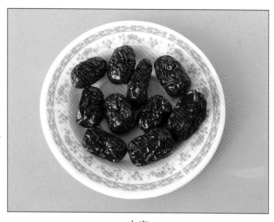

大枣

枣有强壮、镇静、抗菌、抗癌、抗过敏等作用。常食红枣，可增加肌力，使气血调和，起到强体、美容和抗衰老的作用。英国医学家曾对 160 例体质虚弱者做过这样的试验：让一部分人每天吃一些红枣，让另一些人吃维生素制剂。结果发现，吃枣者比吃制剂者体力恢复得快，并且饮食增加，面色红润，精神饱满。

山楂

山楂为蔷薇科植物野山楂的果实，秋季果实成熟时采摘，是典型的药食同源食品之一。

山楂作为药用，其味酸、甘，性微温，归脾、胃、肝经，能消食化积导滞、活血散瘀。山楂作水果，其营养丰富、酸甜可口，是大众十分喜爱的水果。在我国各地区都有不同品种、不同制法的山楂食品。

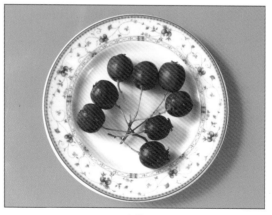

山楂

苹果

苹果性平、味甘酸，有补心、生津、润肺，消食、止渴等功效。人们每天适当食用，对于身体大有益处。

苹果含有人体生长、消化和生理活动正常运转不可缺少的各类营养素，这些营养素可溶性大，易被人体吸收利用，故享有"水果皇后"之美称。其中的果

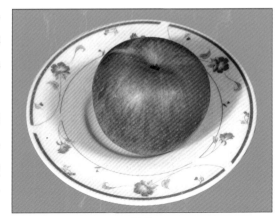

苹果

胶质，是一种可溶性纤维质，有助于降低胆固醇，并起减肥作用；其中的类黄酮，是一种天然抗氧化剂，有抗动脉硬化和防止心脑血管疾病的功效；其中的有机酸能刺激肠壁，使大便通畅；而含有的鞣酸、果胶又能抑制肠道不正常的活动，吸收毒素而止泻。

荞麦

荞麦味甘性凉，具有清热解毒、健脾除湿、降气宽肠、消食化积、止汗等功效。适用于肠胃热积、泻痢、疮疖肿毒、妇女带下自汗等证，民间常将荞麦炒黄，研细末，每日2次，用沸水冲服，可治泻痢、妇女白带。将荞麦面炒黄，用米醋调成糊状，涂患处，早晚更换，可治疮疡肿毒。

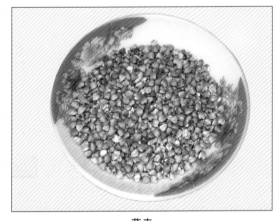

荞麦

荞麦还含有烟酸和芸香苷，有降低人体血脂和胆固醇、软化血管、保护视力和预防脑出血的作用。经常食用荞面，对人体健康有益，特别是患有高血压、高血脂、糖尿病的人经常食用荞面能起到一定的医疗辅助作用。

黄豆

黄豆的营养价值很高，其中蛋白质的含量比肉类、蛋类和还要高。还有丰富的卵磷脂、维生素 A、B 族维生素、维生素 E、烟酸、胆碱以及钙、磷、铁等矿物质。

黄豆中的皂苷可与人体内的脂肪结合，从而延缓机体老化。黄豆中的磷脂可除掉附在血管壁

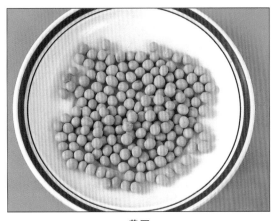

黄豆

上的胆固醇，以维持血管弹性，并能防止肝脏内积存过多的脂肪。黄豆中铁的含量高而且易被人体吸收。

用黄豆制成的豆制品，如豆腐、豆芽、腐竹等，也是人们常用的菜肴。不仅使用率最高，而且菜式变化也最多。将黄豆生成黄豆芽，许多原有的营养物质都大大增加了。黄豆芽中的叶绿素，能防治直肠癌，并对其他一些癌瘤也有一定的预防作用。

糙米

糙米不但能够充饥果腹，而且对人体有很高的营养价值。

李时珍在《本草纲目》中称糙米具有"安五脏、好颜色"的妙用，常食糙米，不仅可以安五脏祛病延年，而且还能润泽容颜，使青春常驻。可见，糙米不仅具有食用价值，而且还有神奇的医疗保健养生延年的效用，这

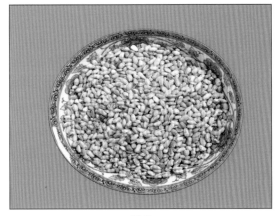

糙米

是古今医学家共同的认识。糙米有清血和分解胆固醇的作用，能让血液在血管里流通得更顺畅，可预防高血压和脑中风。

黑米

黑米外表纯黑，又名乌米，是我国稻米中之珍品，古为"贡米"。

黑米营养价值比一般白米高，蛋白质的含量明显高于白米，其中赖氨酸是白米的 2~2.5 倍。此外，还含有多种维生素和锌、铁、钼、硒等，是理想的食疗佳品。黑米还有很高的药用价值，其性温、味甘，有补肾益气，暖胃健脾，明目活血的作用。用它入药，对头昏、贫血、白发、眼疾等疗效甚佳。

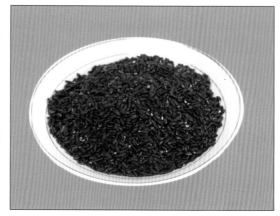

黑米

玉米

玉米提供人体丰富的营养，它的籽粒中含有较多的蛋白质、脂肪、糖类、维生素和矿物质。

玉米胚中脂肪、蛋白质和维生素含量高于大米。黄玉米还含有维生素 A，可以补充人体维生素 A 的不足，对保护视力很有好处。另外，玉米还有止血、健胃、利水、利胆的作用，并能降低血中胆固醇，软化动脉血管。因此玉米是水肿、动脉硬化症、冠心病、高血压、脂肪肝和肥胖症的中老年人理想的康复食品。

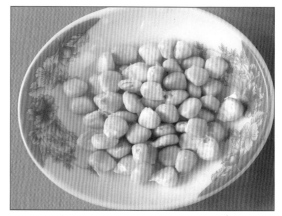

玉米

绿豆

绿豆又称为"青小豆"，在我国已有两千多年的栽培史。由于它营养丰富，用途广泛，被李时珍盛赞为"菜中佳品""济世良谷"。

绿豆的营养价值很高，其蛋白质所含必需氨基酸比较完全，特别是赖氨酸和苯丙氨酸的含量较高。绿豆与米混合煮粥食用，其蛋白质种类可以互补。绿豆具

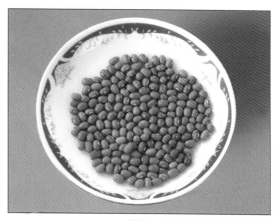

绿豆

有清香味道，在暑天喝一碗绿豆汤，具有热消暑祛、心情舒畅的感觉。因为夏天人们出汗多，消耗大，而绿豆除了有清热解暑等作用外，其中含有的大量蛋白质、B 族维生素、矿物质等，正好是对人体消耗的有益补充。绿豆对防治动脉粥样硬化，减少血液中的胆固醇及保肝等均有明显作用。

海带

海带又称昆布，盛产于辽宁、山东及福建等地。夏秋两季采收，从海中捞出后，拣去杂质，用水漂净，晒干或稍晾切段晒干备用。

海带味咸，性寒，入肝、脾、肾经，具有清热化痰、软坚散结、利水消肿之功。临床常用于治疗瘿瘤、瘰疬、乳房胀痛、腹部痞块、水肿等。

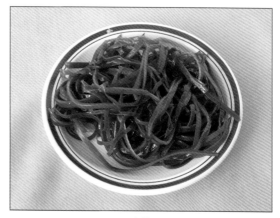

海带

现代药理研究证明，海带不仅有止咳、平喘、降血压、降血糖、保护胃肠道黏膜和止血作用，而且能降血脂，抗凝血、抗肿瘤、抗放射作用。海带浸出液还可增强心肌收缩力，有强心作用。

海蜇

海蜇性味咸平，含有蛋白质、脂肪、碳水化合物、钙、磷、铁、硫胺素、维生素 B_2、烟酸及碘等，具有清热解毒、消肿降压、软坚化痰、抑癌作用。用于高血压、妇人劳损、带下、小儿风热、气管炎、哮喘、胃溃疡等。民间常用海蜇、萝卜等煎汤治疗高血压、头晕、久咳等，均有很好的疗效。

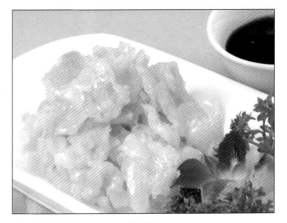

海蜇

牛奶

牛奶营养成分齐全，是蛋白质、钙，维生素 A、维生素 B_2、维生素 B_6，烟酸的良好来源。牛奶内的必需氨基酸含量及构成与鸡蛋近似。牛奶含钙高，而且含有乳糖、优质蛋白质等促进钙吸收的营养物质，使钙的吸收率达到87%。牛奶及其制品是人类钙质的最好来源。

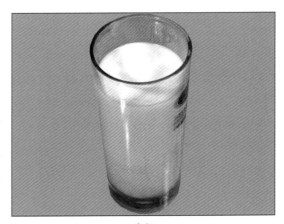

牛奶

3. 禁忌食物

（1）禁吃的食物有肥肉、肥鸭肉、肥鹅肉、家禽皮、动物内脏（肝、肾、心、脑）、蛋黄、鱼子、腊肉、腊肠、虾、全脂奶、奶酪、巧克力、蟹黄、皮蛋黄、猪油、奶油、可可油、腰果等，因为其成分中主要含有饱和脂肪酸，可使胆固醇分子进入肝脏，能使血中胆固醇浓度明显增高。

（2）忌用蔗糖、果糖、甜食、含糖饮料，控制热量，因为甜食可转化为脂肪。有糖尿病者尤应注意。

（3）食盐不宜过多，每日控制在 5 克以内。

（4）不宜吸烟、饮酒，因为烟酒都可以加速脑动脉硬化的发展，而且喝酒可使血压升高，诱发中风。

（5）不宜过饱，更不要暴饮暴食。因为过度饱食后，代谢加强，使心肌耗氧明显增加，加重心脏负担。

（6）不宜吃油炸、油煎及辛辣刺激性食物。

一日参考膳食：

早餐：牛奶 1 杯、白菜、小麦粉、芹菜，如素包子、凉拌芹菜。

午餐：玉米、大米、牛肉、海带、木耳，如煮玉米、大米饭、海带烧牛肉、木耳汤。

加餐：可在两餐之间吃些新鲜水果，如苹果。

晚餐：大米、香菇、猪肉、紫菜、鸡蛋，如米饭、香菇肉片、紫菜鸡蛋汤。

4. 注意事项

（1）控制油脂摄取量：少吃油炸、油煎或油酥的食物，及猪皮、鸡皮、鸭皮、鱼皮等。烹时宜多采用清蒸、水煮、凉拌、拷、烧、炖、卤等方式。

（2）少吃胆固醇含量高的食物：如内脏（脑、肝、肾等）、肥肉、蟹黄、虾卵、鱼卵等。有血胆固醇过高的人，则每周摄取的蛋黄，以不超过

3 个为原则。

（3）控制盐的摄取：摄取过量的盐分会使人体内的水分滞留，引起血压上升。宜多食用新鲜的天然食物，而腌渍食品、腊味食品及调味浓重的罐头食品等较咸的人工或加工食物尽量少吃。

（4）少饮用含有咖啡因的饮料：如咖啡、茶类都属于含咖啡因的饮料，应适可而止。饮用时，应避免添加奶精，并少用糖。

（5）减少食用高嘌呤的食物：如动物内脏、豆类、芦笋等高嘌呤的食物，以避免尿酸过高。多喝水，也可以减低尿酸的浓度。

（6）炒菜宜选用不饱和脂肪酸高的油：如花生油、菜籽油、橄榄油等。

（7）常选用富含纤维的食物：如未加工的豆类、蔬菜、水果及全谷类，可预防便秘、帮助排便、降低血脂及稳定血糖。

（8）多摄取富含 Ω-3 脂肪酸的鱼类：如秋刀鱼、鲑鱼、日本花鲭鱼、鳗鱼（糯鳗、白鳗）、白鲳鱼、牡蛎等。

（9）多摄食富含高叶酸的食物：如菠菜、冬瓜、油菜、青江菜等。

（10）适量增加蛋白质：由于膳食中的脂肪量下降，就要适当增加蛋白质。可由瘦肉、去皮禽类提供，可多食鱼类，特别是海鱼，每日要吃一定量的豆制品，如豆腐、豆干，对降低血液胆固醇及防止血液黏滞有利。

（11）注意烹调用料：为了增加食欲，可以在炒菜时加一些醋、番茄酱、芝麻酱。食醋除可以调味外，还可加速脂肪的溶解，促进消化和吸收。芝麻酱含钙量高，经常食用可补充钙，对防止脑出血有一定好处。

（12）科学饮食：偏瘫患者应供给营养丰富和易消化的食品，满足蛋白质、无机盐和总热能的供给。多饮水并常吃半流质食物，瘫痪患者常有怕尿多而尽量少饮水的心理，这是不对的，瘫痪患者应有充足的水分供应，患者清晨饮 1~2 杯淡盐水可预防便秘。

（13）限制以下食物的摄入：忌饮浓茶、酒类、咖啡和辛辣刺激性食物。限制精制糖和含糖类的甜食，包括点心、糖果和饮料的摄入。脑血栓患者食盐的用量要小，要采用低盐饮食，每日食盐 3 克，可在烹调后再加入盐拌匀即可。

六

偏瘫患者的常用食谱

杞菊决明子茶	山楂核桃饮
番茄黄焖牛肉	山楂茶
双耳汤	麻油拌豆芽
凉拌芹菜	红焖萝卜海带
芹菜炒香菇	首乌肝片
决明菊花粥	怪味海带
豆浆粥	参芪鸡丝冬瓜汤
菊花拌蜇皮	烩双菇
鲤鱼汤	山楂粥
鲜拌莴苣	仙人粥
薏米粥	木耳粥
赤豆鲤鱼羹	山楂黄芪汤
赤小豆粥	荷叶鸭子
荷叶粥	手抓羊肉
健脾饮	青鸭羹
绿豆粥	麻辣羊肉洋葱
冬瓜粥	麻油拌萝卜丝
奶油芦笋	荷叶茶
冰糖薏苡仁	

杞菊决明子茶

【配料】炒后的决明子 10 克，枸杞子一小勺，菊花 5 朵。

【制作】将炒决明子、枸杞子、菊花用开水冲泡，闷 15 分钟左右即可饮用。

【用法】每天 1 剂，代茶饮。

【功效】清肝明目，降压。

【主治】高血压、高血脂、动脉硬化、便秘等。

【出处】民间验方。

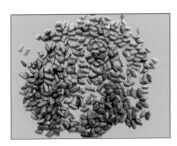
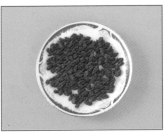
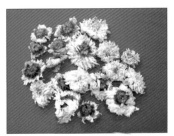

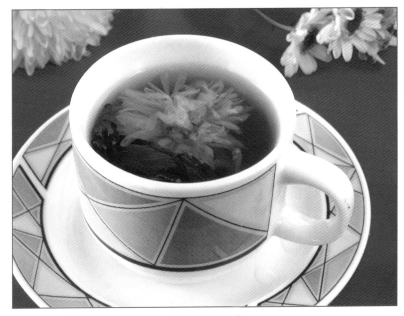

杞菊决明子茶

番茄黄焖牛肉

【配料】番茄 500 克，牛肉（肥瘦）1000 克，植物油、辣椒（红、尖、干）、大料、大葱、花椒、姜、白砂糖、料酒、淀粉各适量。

【制作】将牛肉切成长 3.5 厘米、宽 3 厘米的块；番茄洗净，去蒂、切块；大葱洗净切段；姜洗净切末；淀粉加水调成芡汁备用；炒锅注油烧热，先下大料炸至枣红色捞出，再下葱、姜炝锅，加高汤、料酒、盐，放牛肉煨 50 分钟，再放番茄、白糖稍煨，用水淀粉勾芡，炒匀出锅即成。

【用法】佐餐食用。

【功效】益气养阴，滋补脾胃。

【主治】偏瘫患者营养不良。

【出处】民间验方。

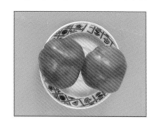
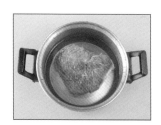
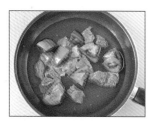

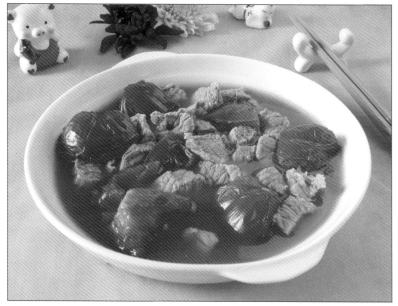

番茄黄焖牛肉

双耳汤

【配料】银耳（干）10克，黑木耳（干）10克，冰糖5~8粒。

【制作】银耳、黑木耳用温水泡发，摘除蒂柄及杂质，洗净后放入碗内，放入冰糖，加水适量；盛木耳的碗置蒸笼中蒸1小时，待木耳熟透；可分次或1次食用，吃木耳喝汤，每天2次。

【用法】每日1次，常服。

【功效】滋补肝肾，降血脂。

【主治】偏瘫患者血脂过高引起的头晕、目眩。

【出处】民间验方。

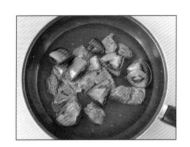 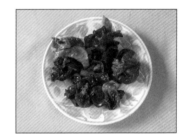

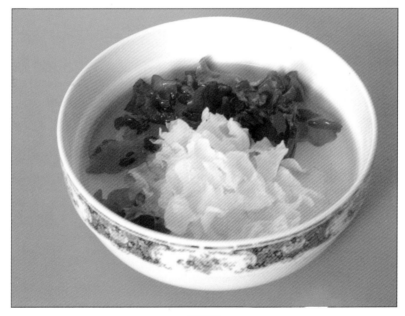

双耳汤

凉拌芹菜

【配料】芹菜 500 克，海蜇皮（水发）150 克，精盐、味精各适量，小海米 3 克。

【制作】芹菜去叶除粗筋后切成 3 厘米长的段，在开水锅中烫一下，沥干；泡好海米；海蜇皮泡好洗净，切成细丝备用；将芹菜、海蜇丝、海米一起拌和均匀，加醋少许，加精盐、味精少许即可食用。

【用法】佐餐食用。

【功效】平肝清热，祛风利湿。

【主治】高血压、高血脂引起的偏瘫、脑血管疾病后遗症等。

【出处】民间验方。

【特点】脆嫩爽口。

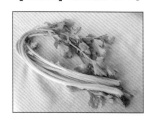 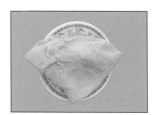 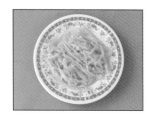

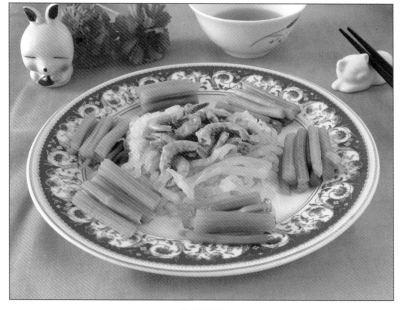

凉拌芹菜

芹菜炒香菇

【配料】芹菜400克，水发香菇50克，精盐6克，味精、醋、淀粉各适量，植物油50克。

【制作】芹菜摘去叶、根，洗净剖开切成约2厘米的长节，用盐拌匀约10分钟后，再用清水漂洗后沥干待用。香菇切片，醋、味精、淀粉混合装在碗内，加入水约50毫升，兑成芡汁待用。锅置旺火上烧热后，倒入油50克，待油冒青烟时，即可下入芹菜，煸炒2~3分钟后，投入香菇迅速炒匀，淋入芡汁速炒起锅即可食用。

【用法】佐餐食用。

【功效】平肝清热。

【主治】高血压、高血脂、动脉硬化引起的偏瘫、脑血管疾病后遗症等。

【出处】民间验方。

【特点】脆嫩适口。

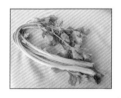
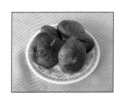
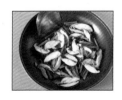
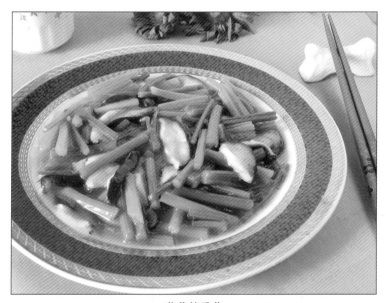

芹菜炒香菇

决明菊花粥

【配料】炒决明子 15 克，白菊花 10 克，粳米 100 克，白糖适量。

【制作】将决明子与白菊花一起用 15 倍量的水煎煮 2 次，药液滤过。粳米洗净，加入药液及适量清水一起煮粥。

【用法】在粥中加入适量白糖，早晚各服 1 次。

【功效】清肝，明目，通便。

【主治】高血压、高血脂、动脉硬化引起的偏瘫、脑血管疾病后遗症、习惯性便秘等。

【出处】民间验方。

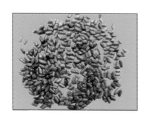
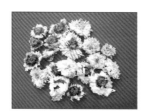
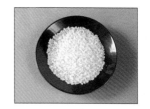

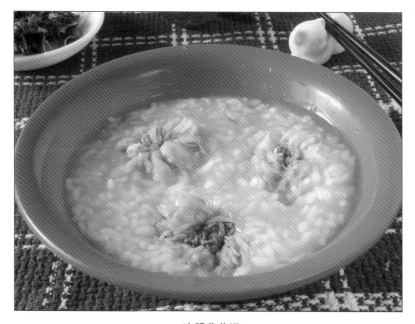

决明菊花粥

豆浆粥

【配料】黄豆、大米。

【制作】将黄豆去皮，湿磨榨浆加入已煮熟的稠粥内，和匀后再煮片刻即可食用。

【用法】早餐食用。

【功效】宽中下气，利大肠，消肿毒。

【主治】高血压、高血脂、动脉硬化引起的偏瘫、脑血管疾病后遗症等。

【出处】《本草纲目拾遗》。

【按语】现代医学研究指出：黄豆有降低胆固醇、防治心血管病和抗癌作用。血管硬化、原发性高血压、冠心病患者长期吃豆浆粥，不仅可祛病，还有延年益寿的功效。

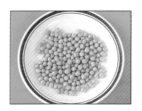 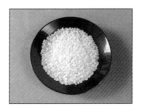

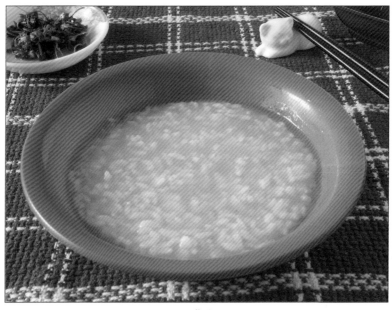

豆浆粥

菊花拌蜇皮

【配料】菊花 50 克，蜇皮 200 克，黄瓜 1 根，盐、糖、醋、麻油各适量。

【制作】①将蜇皮洗净，切成细丝，入开水烫煮一下，捞起用流水冲洗，充分冷却后再浸泡 5~6 小时；②菊花洗净，去掉杂质，入沸水过一下，沥净水分；③将盐、糖、醋、麻油在容器内混匀，加菊花和蜇皮拌匀；④黄瓜切成扇片状，入盐水腌制 15 分钟，码在盘底，上面盛蜇皮即成。

【用法】佐餐食用。

【功效】高血压、高血脂、动脉硬化引起的偏瘫、脑血管疾病后遗症等。

【主治】高血压、肥胖症。

【出处】《家庭中医食疗法》。

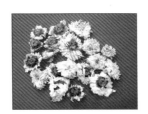
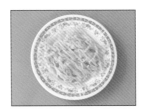

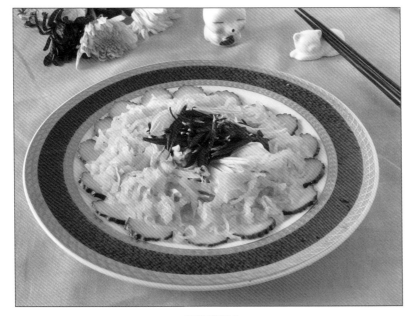

菊花拌蜇皮

鲤鱼汤

【配料】荜茇5克，鲜鲤鱼1000克，花椒15克，生姜、香菜、料酒、葱、味精、醋各适量。

【制作】将鲤鱼去鳞，剖腹去内脏，切成小块；姜、葱洗净，拍破待用。把荜茇、花椒、鲤鱼、葱、生姜放入锅内，加水适量，置文火上炖熬约40分钟。加入香菜、料酒、味精、醋即成。

【用法】吃鱼饮汤，亦可佐餐。

【功效】利水消肿。

【主治】高血压、高血脂、动脉硬化引起的偏瘫、脑血管疾病后遗症等。

【出处】《饮膳正要》。

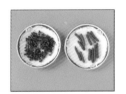 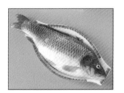 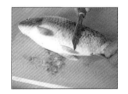

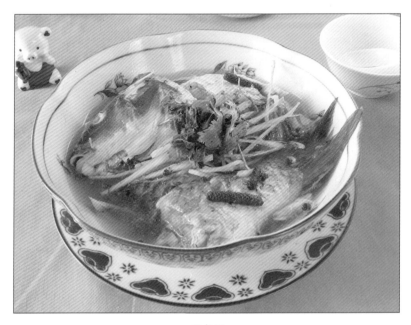

鲤鱼汤

鲜拌莴苣

【配料】莴苣 250 克，食盐少许，料酒、味精各适量。

【制作】将莴苣剥皮洗净，切成细丝，再加食盐少许，搅拌均匀去汁，把调料放入，拌匀即可食用。

【用法】佐餐食之。

【功效】健脾利尿。

【主治】高血压、高血脂、动脉硬化引起的偏瘫、脑血管疾病后遗症等。

【出处】《海上方》。

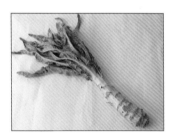
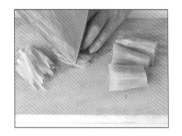

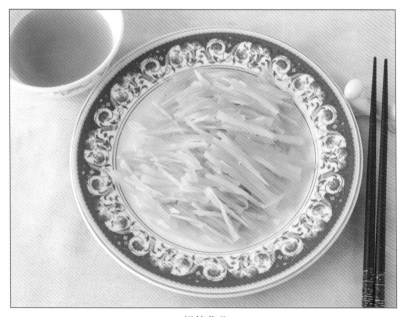

鲜拌莴苣

薏米粥

【**配料**】薏苡仁 30 克，白糖适量。

【**制作**】将薏苡仁洗净，置于砂锅内，加水适量。再将砂锅置武火上烧沸，后用文火煨熬。待薏苡仁熟烂后加入白糖即成。

【**用法**】随意饮食。

【**功效**】健脾除湿。

【**主治**】高血压、高血脂、动脉硬化引起的偏瘫、脑血管疾病后遗症等。

【**出处**】《本草纲目》。

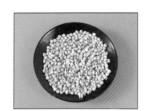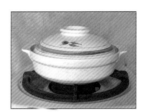

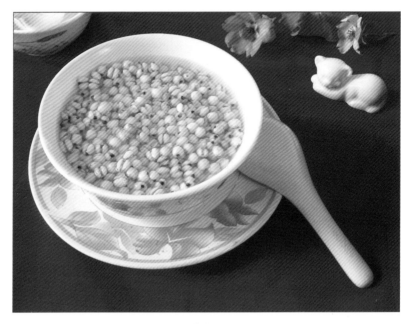

薏米粥

赤豆鲤鱼羹

【配料】鲤鱼 1 条（重约 1000 克），赤小豆 100 克，陈皮 7.5 克，草果 7.5 克，精盐 5 克，味精、胡椒粉各适量，葱、姜、蒜各 10 克。

【制作】草果去壳，陈皮切丝，赤小豆洗净。鲤鱼刮去鳞，除去内脏，洗净。将草果、陈皮、赤小豆塞入鱼腹内，再将鱼放入大海碗中，加入调料及鸡汤，上屉蒸 1~1.5 小时。蒸熟后出屉，拣出葱、姜、草果、陈皮、赤小豆，即可上桌食用。此菜鱼肉鲜美，清淡适口，具特有的药物芳香。

【用法】佐餐食用。

【功效】健脾化湿，利水消肿。

【主治】高血压、高血脂、动脉硬化引起的偏瘫、脑血管疾病后遗症等。

【出处】民间验方。

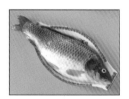
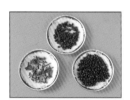
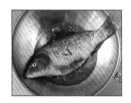

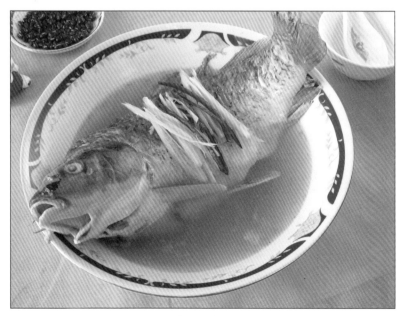

赤豆鲤鱼羹

赤小豆粥

【配料】赤小豆 50 克，粳米 50 克，白糖适量。

【制作】将赤小豆挑净杂质，加水煮熟，再将洗净的粳米煮粥。粥成后加白糖，早晚各 1 次。

【用法】早餐食用。

【功效】除湿热，消水肿，利小便。

【主治】偏瘫引起的腹胀、水肿、小便不利等。

【出处】民间验方。

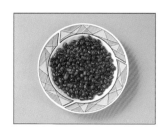
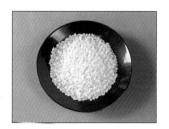

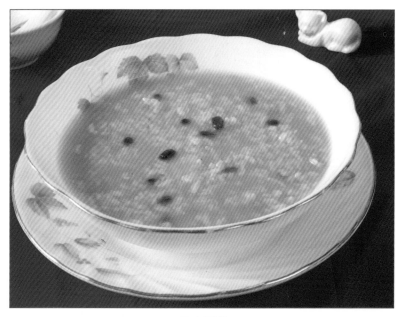

赤小豆粥

荷叶粥

【配料】鲜荷叶 1 张（重约 200 克），粳米 100 克，白糖适量。

【制作】将粳米洗净，加水煮粥。临熟时将鲜荷叶洗净覆盖在粥上，焖约 15 分钟，揭去荷叶，粥成淡绿色，再煮沸片刻即可。服时酌加白糖，随时可食。

【用法】早餐食用。

【功效】清暑，生津，止渴，降脂减肥。

【主治】高血压、高血脂、动脉硬化引起的偏瘫、脑血管疾病后遗症等。

【出处】民间验方。

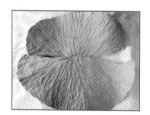
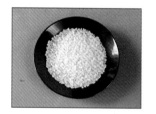

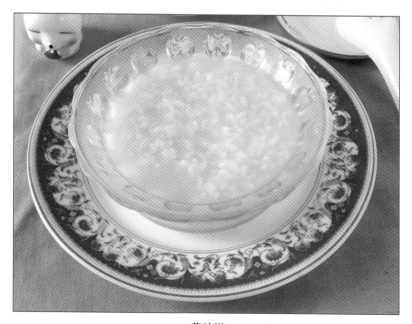

荷叶粥

健脾饮

【配料】橘皮 10 克，荷叶 15 克，炒山楂 3 克，生麦芽 15 克。

【制作】橘皮、荷叶切丝，和山楂、麦芽一起，加水 500 毫升煎煮半小时，静置片刻，汁液滤过，加适量白糖，宜温服。

【用法】每日 1 剂。

【功效】健脾导滞，升清化浊，降脂减肥。

【主治】高血压、高血脂、动脉硬化引起的偏瘫、脑血管疾病后遗症、老年便秘等。

【出处】民间验方。

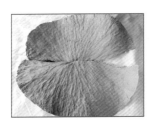
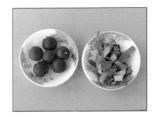

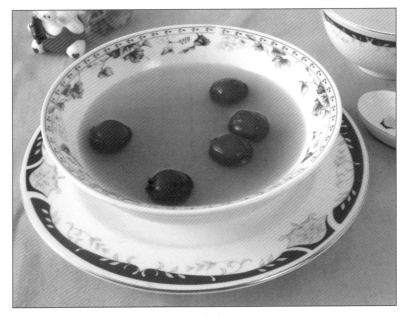

健脾饮

绿豆粥

【配料】绿豆 30~60 克，大米 30~60 克。

【制作】将绿豆淘净，下汤煮熟加洗净的大米，煮成粥即可饮。

【用法】早餐食用。

【功效】利水消肿，清暑解毒。

【主治】高血压、高血脂、动脉硬化引起的偏瘫、脑血管疾病后遗症等。

【出处】《普济方》。

【按语】《随息居饮食谱》记载："绿豆甘凉，煮食，清胆养胃，解暑止渴，利小便，止泻痢。"故此粥适用于肥胖症，中暑烦渴，食物中毒，泻痢等；亦可辅助高血压治疗。

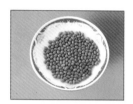 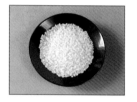

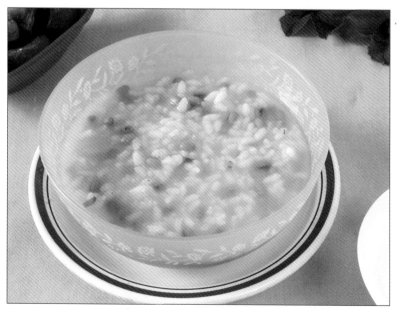

绿豆粥

冬瓜粥

【配料】新鲜连皮冬瓜 80~100 克（或冬瓜子，干的 10~15 克，新鲜的 30 克），粳米 100 克。

【制作】将冬瓜用刀刮后洗净，切成小块，再与粳米一起置于砂锅内，一并煮成粥即可。或先用冬瓜子煎水去渣，再将粳米放入煮粥，每日早晚两次食用（吃时不可放盐）。

【用法】每日 1 剂食之，常食有效。

【功效】利尿消肿，清热止渴。

【主治】高血压、高血脂、动脉硬化引起的偏瘫、脑血管疾病后遗症等。

【出处】《家常食物巧治病》。

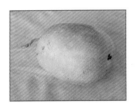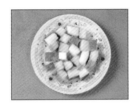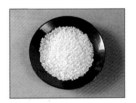

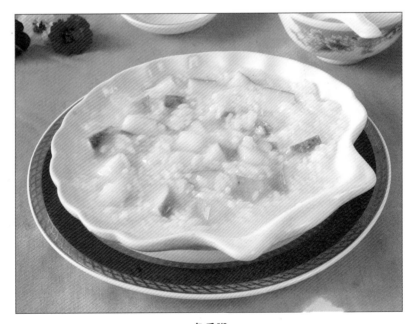

冬瓜粥

奶油芦笋

【配料】芦笋（罐装）500 克，鲜奶 150 毫升，熟火腿 25 克，精盐 3克，胡椒粉、淀粉、料酒各少许，香菜 3 克，植物油 50 克。

【制作】开罐将芦笋取出，沥去水分。火腿、香菜切茸。将植物油烧热并凉至中温，下芦笋泡透，取出排于盘中。锅内倒入鲜奶、淀粉、精盐、料酒和胡椒粉，轻轻搅匀，煮沸立即离火，浇在芦笋上，撒上火腿茸及香菜茸即成。

【用法】佐餐食用。

【功效】健脾益气，滋阴润燥。

【主治】高血压、高血脂、动脉硬化引起的偏瘫、脑血管疾病后遗症等。

【出处】民间验方。

【特点】鲜嫩，味美，适口。

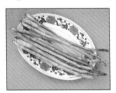
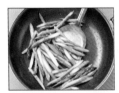
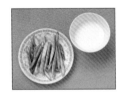

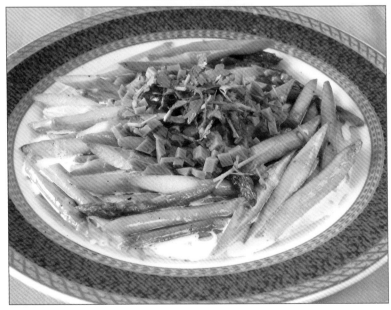

奶油芦笋

冰糖薏苡仁

【配料】薏苡仁 100 克，山楂 50 克，冰糖 200 克，桂花、细盐各少许。

【制作】先将薏苡仁、山楂用温水洗一下，放入碗中，加清水煮至薏苡仁熟烂，加入冰糖、桂花、细盐即可。

【用法】佐餐食用。

【功效】清利湿热，健脾除痹。

【主治】高血压、高血脂、动脉硬化引起的偏瘫、脑血管疾病后遗症等。

【出处】民间验方。

【特点】红白相映，甜而不腻。

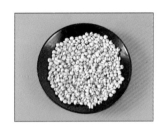
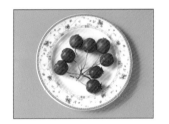

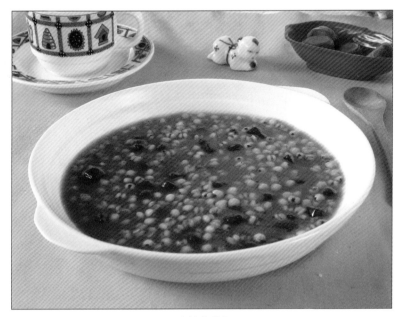

冰糖薏苡仁

山楂核桃饮

【配料】核桃仁 150 克，山楂 50 克，白糖 50 克。

【制作】核桃仁加水少许，用石磨或绞肉机将其磨（绞）成茸浆。装入容器中，再加适量凉开水调成稀浆汁。山楂去核，切片，加 500 克水煎煮半小时，滤过煎汁，再以同样条件煎煮一次。两次山楂汁合在一起，复置火上，边搅匀，烧至微沸即可。温服为宜。

【用法】代茶饮。

【功效】补肺肾，润肠燥，消食积。

【主治】高血压、高血脂、动脉硬化引起的偏瘫、脑血管疾病后遗症等。

【出处】民间验方。

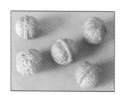
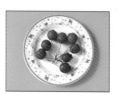

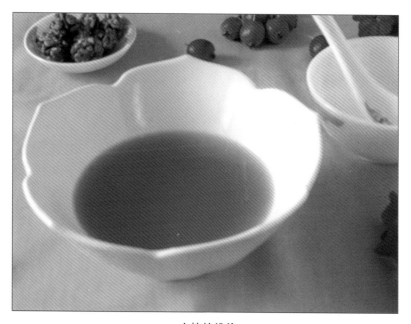

山楂核桃饮

山楂茶

【配料】山楂 10 克，茶叶 5 克。

【制作】将山楂洗净，捣为粗末，入锅中，加适量水，煎煮至沸，再煮片刻，然后将煎液倒入盛有茶叶的杯中，浸泡数分钟，即可饮用。

【用法】每天 1 剂，代茶常饮。

【功效】消食化积，轻身散瘀。

【主治】高血压、高血脂、动脉硬化引起的偏瘫、脑血管疾病后遗症等。

【出处】《家庭药膳全书》。

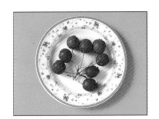
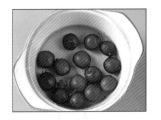

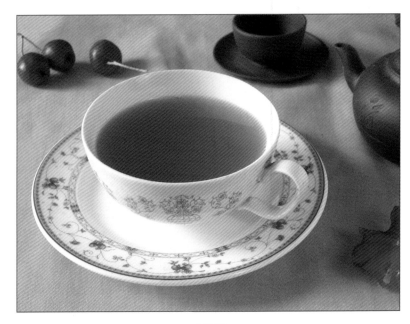

山楂茶

麻油拌豆芽

【配料】新鲜绿豆芽 250 克，麻油适量，大蒜 2 瓣，各种调料适量。

【制作】将大蒜拍松切碎；豆芽冲洗净。待锅中水煮沸，放入适量盐调味，把豆芽倒进锅中焯，2 分钟后取出装盘，调入蒜末、酱油、食醋、麻油，拌匀即可服食。

【用法】佐餐食用。

【功效】利尿解腻，降脂减肥。

【主治】高血压、高血脂、动脉硬化引起的偏瘫、脑血管疾病后遗症等。

【出处】《家庭药膳全书》。

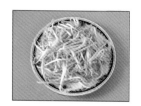
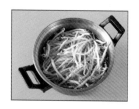

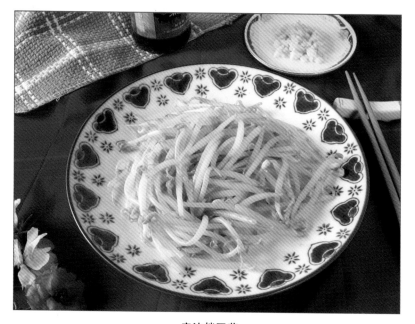

麻油拌豆芽

红焖萝卜海带

【配料】海带 100 克，萝卜半只，丁香、大茴香、桂皮、花椒、核桃仁、素油、酱油各适量。

【制作】将海带用水泡一天一夜（中间换两次水），然后洗净切成丝，萝卜亦切成粗丝。将素油烧熟，加海带丝炒几下，放入丁香、大茴香、桂皮、花椒、核桃仁、酱油及清水烧开，改中大火烧至海带将烂，再放入萝卜丝焖熟即可食用。

【用法】佐餐食用。

【功效】利水，消气，减肥。

【主治】高血压、高血脂、动脉硬化引起的偏瘫、脑血管疾病后遗症等。

【出处】民间验方。

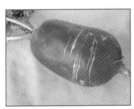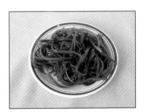

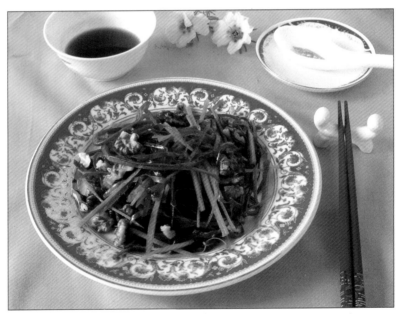

红焖萝卜海带

首乌肝片

【配料】猪肝 250 克，制何首乌 10 克，水发木耳 75 克，青菜 50 克，酱油 25 克，料酒 10 克，味精 1 克，水淀粉 15 克，姜 2 克，葱、蒜、盐、醋、植物油、清汤各适量。

【制作】将首乌切片，按水煮提法，提取何首乌浓缩液 10 毫升；把猪肝切成柳叶片，葱切丝，蒜切片，水发木耳摘干净，青菜洗净切段，用开水焯一下；用木耳、青菜、葱丝、蒜片、酱油、料酒、味精、盐、醋、姜、水淀粉、何首乌提取汁和适量的汤，兑成碗芡；在锅内放入植物油，旺火烧至七八成热，先把猪肝炒熟，随后把芡汁烹入，搅拌均匀，淋入少许明油即可食用。

【用法】佐餐食用。

【功效】补肝肾、益精血、乌发明目，减肥。

【主治】高血压、高血脂、动脉硬化引起的偏瘫、脑血管疾病后遗症等。

【出处】民间验方。

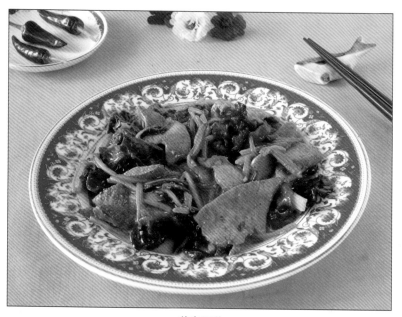

首乌肝片

怪味海带

【配料】海带、赤小豆、萝卜、山楂、甜叶菊苷粉各适量。

【制作】将海带泡洗，切丝，将赤小豆、萝卜、山楂加水及甜叶菊苷粉烧开煮半小时，将豆、萝卜、山楂捞出不要，放入海带焖至汁尽，海带酥烂，即可食用。

【用法】佐餐食用。

【功效】利水，消肿，减肥。

【主治】高血压、高血脂、动脉硬化引起的偏瘫、脑血管疾病后遗症等。

【出处】民间验方。

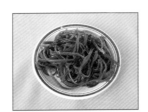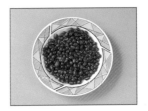

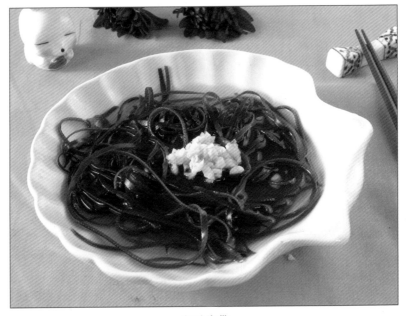

怪味海带

参芪鸡丝冬瓜汤

【配料】鸡脯 200 克，党参、黄芪各 3 克，冬瓜 200 克，清水 500 克，食盐、黄酒、味精各适量。

【制作】先将鸡脯肉切成丝，连同党参、黄芪一起放入砂锅内加清水，用小火炖至八成熟，再加入切好的冬瓜片，略煮后加少许食盐，适量黄酒。待冬瓜熟透后再加味精即成。

【用法】佐餐食用。

【功效】健脾补气，轻身减肥。

【主治】高血压、高血脂、动脉硬化引起的偏瘫、脑血管疾病后遗症等。

【出处】民间验方。

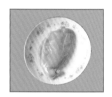
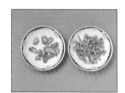
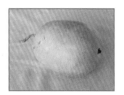

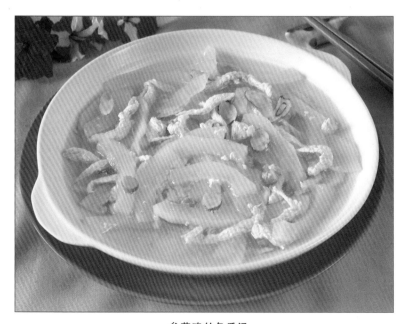

参芪鸡丝冬瓜汤

烩双菇

【配料】罐头蘑菇（或鲜蘑菇250克），香菇50克，精盐6克，味精、白糖少许，水淀粉适量，植物油50克。

【制作】香菇用开水浸发半小时，捞出，挤干水，去蒂洗净，泡香菇水留用；在锅内倒入植物油，油热后，放入香菇煸炒1分钟，再投入蘑菇，蘑菇罐头水、香菇水、精盐、味精、白糖，待汤汁微开时，用水淀粉勾芡即成。

【用法】佐餐食之。

【功效】补气益胃。

【主治】高血压、高血脂、动脉硬化引起的偏瘫、脑血管疾病后遗症等。

【出处】民间验方。

【特点】黑白相映，色美味鲜。

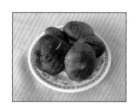
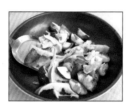
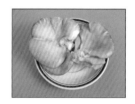

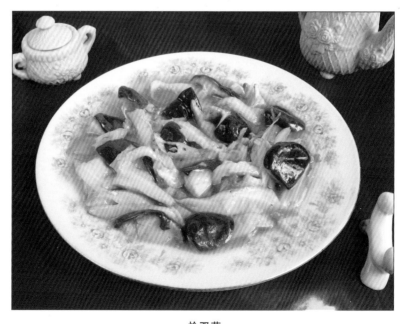

烩双菇

山楂粥

【配料】山楂 30~40 克，粳米 100 克，白糖适量。

【制作】山楂先在锅内煮熟取浓汁。然后将淘洗干净的粳米加入，再兑入适量水，按熬小米粥法制粥。服用时可酌加白糖。

【用法】每日 2 次，早晚各 1 次。

【功效】健脾胃，消食积，散瘀血。

【主治】高血压、高血脂、动脉硬化引起的偏瘫、脑血管疾病后遗症等。

【出处】民间验方。

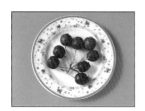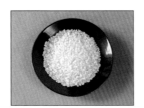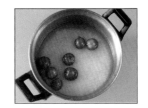

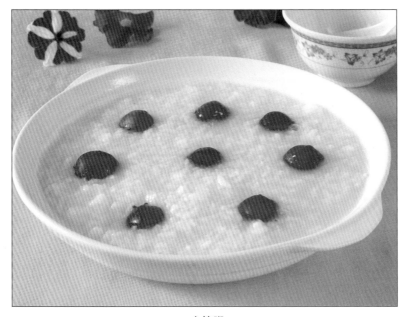

山楂粥

仙人粥

【配料】制何首乌30克，粳米100克，红枣5枚，红糖适量。

【制作】将何首乌切片，提取何首乌浓缩汁。粳米、红枣洗净一起煮粥，粥将成时加入何首乌浓缩汁，稍煮片刻即可。

【用法】每天早晚各服1次，可酌加红糖。连服7~10天后，间隔3~5天再服。

【功效】补气血，益肝肾。

【主治】高血压、高血脂、动脉硬化引起的偏瘫、脑血管疾病后遗症等。

【出处】民间验方。

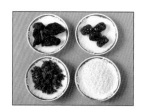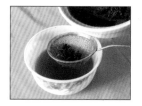

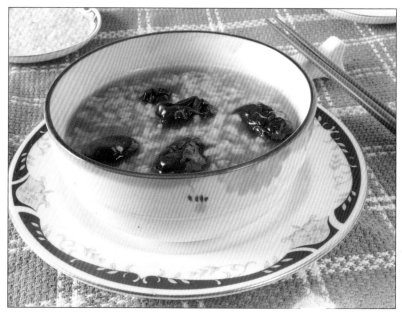

仙人粥

木耳粥

【配料】黑木耳 10 克，大米 100 克。

【制作】将黑木耳用水浸泡待发大后，切成碎末，和洗净的大米一起入锅，加适量水，煮成粥即可食用。

【用法】早餐食用。

【功效】滋肾益胃，和血养荣。

【主治】高血压、高血脂、动脉硬化引起的偏瘫、脑血管疾病后遗症等。

【出处】《刘涓子鬼遗方》。

【按语】《神农本草经》记载："木耳益气不饥，轻身强心，煮粥食兼治肠红。"且古代亦常以"木耳粥治痔"。现代医学研究表明，木耳有抗凝血作用，可用于防治心、脑血管疾病，如高血压、血管硬化等病。

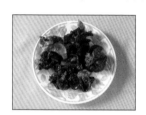
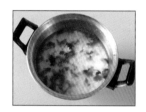

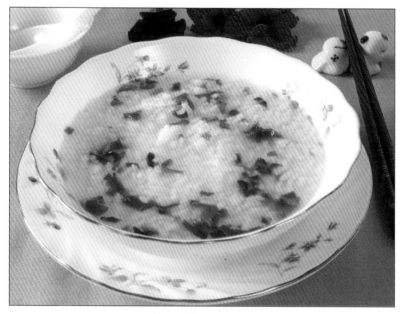

木耳粥

山楂黄芪汤

【配料】山楂、黄芪、莱菔子、肉苁蓉各 30 克，何首乌、泽泻各 20 克，白术、防己各 15 克。

【制作】将以上各药放入器皿中，加水煎煮。

【用法】于饭前喝药汤 1 碗，然后吃饭。每日 1 剂，连用 2 个月以上，必须坚持服用。

【功效】益气补血，温阳利水，消脂减肥。尤其宜于气血不足，阳虚水湿内停的肿胀肥胖。

【主治】高血压、高血脂、动脉硬化引起的偏瘫、脑血管疾病后遗症等。

【出处】《家庭药膳全书》。

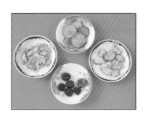
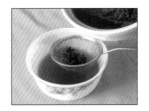

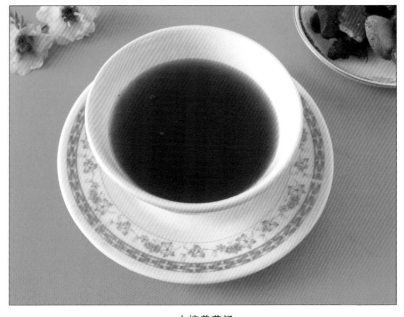

山楂黄芪汤

荷叶鸭子

【配料】填鸭肉 200 克，米粉 9 克，糯米 3 克，胡椒面、葱、姜、味精、酱油、大料、料酒各少许，荷叶（鲜）1 张。

【制作】将剔净的填鸭肉切成大致相等的肉块。把大料剁碎，与糯米一同炒熟之后，再研成细面，即成糯米粉。把酱油、料酒、味精、葱末、姜末、胡椒面等佐料调成汁，将鸭肉浸泡在内，使调味材料浸到肉中，然后再把糯米粉、米粉等调入，用筷子拌匀。最后将荷叶洗净，切成 4 块，把浸好的鸭肉块放在当中，用荷叶包好，放在盘子里，用旺火蒸熟，约蒸 2 小时即可。

【用法】佐餐食用。

【功效】健脾除湿，消脂减肥。

【主治】高血压、高血脂、动脉硬化引起的偏瘫、脑血管疾病后遗症等。

【出处】民间验方。

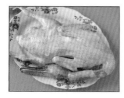
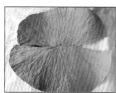
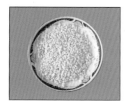
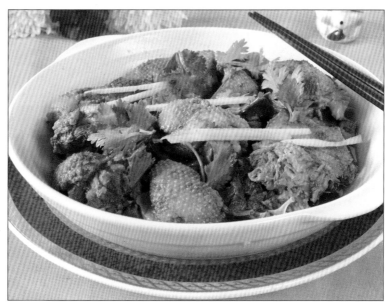

荷叶鸭子

手抓羊肉

【配料】羊肉（不带骨）250克，青椒、葱、香菜各适量，酱油、姜、精盐、蒜、胡椒面、大料、辣椒面、花椒各少许。

【制作】①把羊肉切成4.5厘米宽的肉块，葱切段，姜切片（用一半）。②在炒勺内放入仅能漫过肉的水量，等水烧开后，倒入肉块，撇去血沫不要。等锅开后，再把肉块倒入砂锅内，加进盐、葱、姜、蒜片、花椒、大料等烧在小火上，煨2~3小时即烂。③在煮肉时，可将剩下的葱、蒜、姜等连同青椒、香菜末、胡椒面、辣椒面、酱油等配成调料，装在小碗里。等把肉煮烂后，捞出，蘸着配好的佐料吃。

【用法】佐餐食用。

【功效】温阳化湿，散寒活血。

【主治】高血压、高血脂、动脉硬化引起的偏瘫、脑血管疾病后遗症等。

【出处】民间验方。

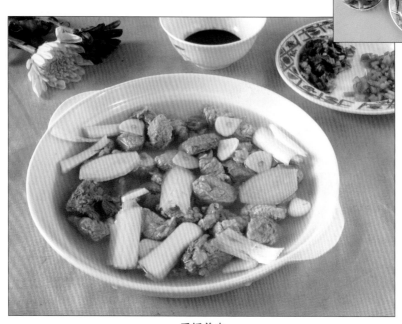

手抓羊肉

青鸭羹

【配料】青头鸭 1 只，苹果 1 个，赤小豆 250 克，食盐、葱各适量。

【制作】将青头鸭宰杀洗净，去内脏。再将赤小豆淘净，同苹果一起装入鸭腹内，入砂锅内，加水适量，文火炖至鸭熟烂时，加葱适量，盐少许即成。

【用法】每次空腹饮汤食肉，亦可佐餐。

【功效】健脾开胃，利尿消肿。

【主治】高血压、高血脂、动脉硬化引起的偏瘫、脑血管疾病后遗症等。

【出处】民间验方。

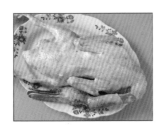 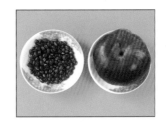

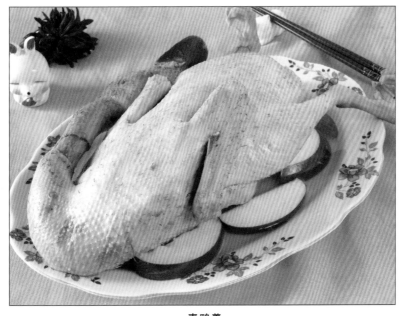

青鸭羹

麻辣羊肉洋葱

【配料】羊肉 200 克，洋葱 100 克，姜丝 10 克，花生油、花椒、辣椒、醋、料酒、食油、味精、水淀粉各适量。

【制作】把羊肉、洋葱分别切成细丝备用，炒勺内放花生油，烧热后即放花椒、辣椒，炒焦后捞出，加入醋少许，再放入羊肉丝、洋葱丝、姜丝煸灼，再加食油、味精、料酒等调料，翻炒几下后待熟透出汁即可。

【用法】佐餐食用。

【功效】温阳化湿，祛痰利水。

【主治】高血压、高血脂、动脉硬化引起的偏瘫、脑血管疾病后遗症等。

【出处】民间验方。

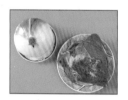
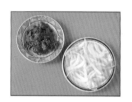

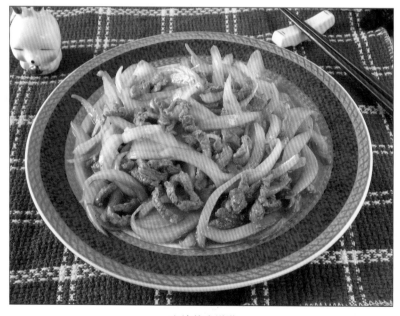

麻辣羊肉洋葱

麻油拌萝卜丝

【配料】白萝卜 250 克，大蒜 2 瓣，酱油、食醋、麻油各适量。

【制作】将大蒜拍松切碎；萝卜洗净去皮，切成细丝。待锅中水煮沸，调入适量盐，放进萝卜丝，烫 2~3 分钟后取出放入盘中，加入蒜末、酱油、食醋、麻油，拌匀即可服食。

【用法】佐餐食用。

【功效】解腻轻身，破气化瘀。

【主治】高血压、高血脂、动脉硬化引起的偏瘫、脑血管疾病后遗症等。

【出处】《家庭药膳全书》。

【按语】现代研究发现，白萝卜所含胆碱物质，能降血脂、降血压，并有利于减肥。大蒜能对脂肪酸和胆固醇合成的酶起阻止作用，从而减少了脂肪酸和胆固醇的合成，所以有些学者认为大蒜也可治疗肥胖症。

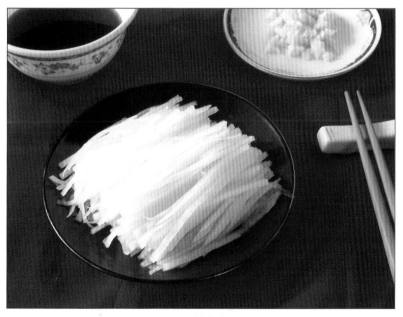

麻油拌萝卜丝

荷叶茶

【配料】荷叶100张，生薏苡仁、生山楂各1000克，橘皮500克。

【制作】夏季采取新鲜荷叶，将其切成细条晾干；再与生薏苡仁、生山楂、橘皮混合，分装成100包备用。

【用法】每天早上取一包放入热水瓶中，沸水浸泡后，以此代茶饮，当天若喝完，可再兑入开水泡饮。次日另换一包，按上法冲泡，连服100天，可见成效。也可夏天采集新鲜荷叶洗净煮粥食用，冬天用干荷叶煮茶饮用。

【功效】健脾除湿，减肥。

【主治】高血压、高血脂、动脉硬化引起的偏瘫、脑血管疾病后遗症等。

【出处】《家庭药膳全书》。

【按语】《本草纲目》记载，荷叶有生发元气，散瘀血，消水肿的作用。现代研究证明，荷叶的有效成分荷叶碱、莲碱、荷叶苷等能降血压、降血脂、减肥。橘皮含挥发油、黄酮类、肌醇、维生素 B_1，能促进消化液分泌，使胃肠蠕动加快，故能解除油腻，排泄油腻物，减少脂肪在体内的堆积。另外，橘皮为常用的燥湿化痰之品，中医认为："胖人多痰"，而橘皮所含挥发油可使呼吸道黏膜分泌增加，有利于痰液排出，达到减肥轻身之效。

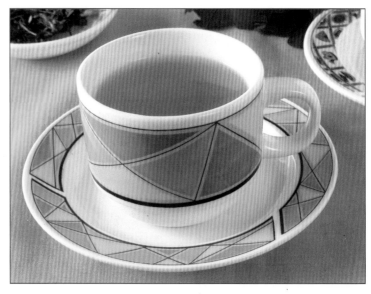

荷叶茶